U0280560

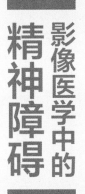

影像医学中的精神障碍

Mental Disorders in Medical Imaging

Decoding the Young Scientists Fund Proposals, National Natural Science Foundation of China

国家自然科学基金青年项目申请书"解密"

影像医学中的

Mental Disorders in Medical Imaging

精神障碍

国家自然科学基金青年项目申请书"解密"

Decoding the Young Scientists Fund Proposals, National Natural Science Foundation of China

主　编　　崔龙彪　李宝娟　齐　顺
　　　　　　席一斌　郭　钒　杨义帆

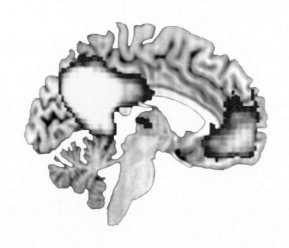

西北大学出版社

·西安·

图书在版编目（CIP）数据

影像医学中的精神障碍：国家自然科学基金青年项目申请书"解密"/崔龙彪等主编. — 西安：西北大学出版社，2022.9

ISBN 978-7-5604-5014-8

Ⅰ.①影… Ⅱ.①崔… Ⅲ.①精神障碍—影像诊断—科研项目—申请 Ⅳ.①R749.04

中国版本图书馆CIP数据核字（2022）第184709号

影像医学中的精神障碍：国家自然科学基金青年项目申请书"解密"

YINGXIANG YIXUE ZHONG DE JINGSHEN ZHANG'AI: GUOJIA ZIRAN KEXUE JIJIN QINGNIAN XIANGMU SHENGQINGSHU "JIEMI"

主　　编	崔龙彪 李宝娟 齐　顺 席一斌 郭　钒 杨义帆
出版发行	西北大学出版社
地　　址	西安市太白北路 229 号
邮　　编	710069
电　　话	029-88302590
网　　址	http://nwupress.nwu.edu.cn
电子邮箱	xdpress@nwu.edu.cn
经　　销	全国新华书店
印　　装	陕西瑞升印务有限公司
开　　本	787mm×1092mm 1/16
印　　张	13.5
字　　数	350 千
版　　次	2022 年 9 月第 1 版 2022 年 9 月第 1 次印刷
书　　号	ISBN 978-7-5604-5014-8
定　　价	130.00 元

本版图书如有印装质量问题，请拨打电话 029-88302966 予以调换。

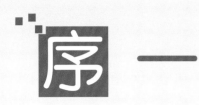

序 一

  国家自然科学基金是我国重要的科学研究资助基金之一，其中的青年科学基金项目（简称青年项目）属于扶持前沿探索的项目系列。本书依据《2020 年度国家自然科学基金项目指南》《2021 年度国家自然科学基金项目指南》，结合高校科研管理的工作经验，以 4 份获批的青年项目申请书为实例，从指南、管理、一线科研工作人员 3 个角度进行解析，为青年科学技术人员提供参考。

  本书的 6 位作者均是长期从事精神障碍影像学研究的一线科研人员和科研管理人员，从各自实际工作出发，为青年项目的申请提供第一手资料。几位科研人员采用目前新兴的神经影像学方法探究精神障碍，涉及精神分裂症、抑郁症等研究工作，先后发表于 *Biological Psychiatry*、*Brain*、*Schizophrenia Bulletin*、*Radiology* 等精神医学、放射学领域的权威期刊，为探索精神障碍的神经机制提供了影像医学新证据，也为影像医学在精神障碍中的临床应用转化带来潜在契机。作者当中的齐顺博士和崔龙彪博士是我非常熟悉的两位青年专家，在工作中有很多的合作交流，过去的 10 年当中，也看到他们逐渐成长为有思想、有行动的青年学者，在一个方向上持之以恒而为之动容。看到他们为精神障碍的影像学研究而付出不懈努力，也为之感到喜悦。

  随着后疫情时代的到来，精神卫生事业在我国卫生领域的分量越来越重。正如 CSP2020（中华医学会第十八次全国精神医学大会）的大会主题"重大突发公共卫生事件与精神医学"，本书内容所涉及专业主要有精神医学、影像医学、计算神经科学等，多学科交叉融合，为精神障碍的基础研究积极贡献智慧与力量。

解放军总医院第二医学中心教授，主任医师，博士研究生导师

国家老年疾病临床医学研究中心常务副主任

2022 年 4 月

序二

　　来自解放军总医院、空军军医大学、西安交通大学、西安市人民医院的研究人员近期编写了《影像医学中的精神障碍：国家自然科学基金青年项目申请书"解密"》一书，并请我作序。我深感这一本书非常值得向年轻学者推荐，特别是对于第一次申请国家自然科学基金青年项目的人，是非常值得阅读的参考书籍。

　　尽管国家自然科学基金青年项目是初级科研者的敲门砖，似乎要比其他项目容易申请一些，但它每年的资助比率同样只是 15%—25%。因此，容易终究只是相对的。成功的人容易给经验，失败的人可以给教训。本书对国家自然科学基金青年项目申请过程进行了系统介绍，不仅涵盖了青年项目的基本项目指南，更是集合了 4 项获得资助的影像医学精神障碍领域的青年项目，并根据编者自己的申报经验，提出了在申请过程中的体会感受，为其他申请人提供了宝贵的经验。本书对于拟申报国家自然科学基金青年项目的年轻学者，特别是涉及影像及精神领域的人提供了良好的参考和指导。

　　本书分为 4 个部分，第一部分先介绍了国家自然科学基金青年项目的申报指南，介绍了影像医学精神障碍项目的申报经验，第二部分到第四部分分别给出精神分裂症、抑郁症和木僵 3 类精神障碍的 4 份获得资助的申请书范例，结合评审人意见，进一步给出了申请人自我体会和经验分享。这样可以使读者在阅读后对国家自然科学基金青年项目申报先有初步了解，进一步对获得资助的项目学习体会，并进一步将经验教训运用于自己申请书的撰写过程中。这对于计划申请国家自然科学基金青年项目的读者具有重要意义。

精神障碍在近些年来越来越受到重视，目前很多精神类疾病仍然以临床量表作为诊断的方式，但因为个体差异性很大，所以存在很多异质性的问题。随着影像学技术的不断发展，多模态 MRI 技术越来越多地被运用于精神障碍发病机制、疗效评价、预后评估等方面的研究。影像学领域在人体的研究不同于其他学科基础医学、机制研究的方法，需要新技术、计算机科学不同交叉学科的介入。本书编者不仅有来自放射科的医生，也有来自计算机教研室的工科研究人员，能从不同角度为非影像学、非精神病学及非工科背景的人提供不同角度的研究思路。读者可以从本书获取的不仅是科研思路，还有影像学研究方法及原理，更能通过生动的经验之谈而取得收获。

本书的编写人员来自影像医学、精神医学、生物医学工程等专业，结合了医学和工学不同学科优秀人才的智慧，保证了本书的周密和准确。想要申请国家自然科学青年项目的研究人员，一定会从中受益。

西安市人民医院医学影像中心主任，主任医师，博士研究生导师
中国医师协会放射医师分会常务委员

2022 年 3 月

前 言

　　人类的大脑本身就是一个独立的世界，一座小岛，我们所处的、所感知的世界其实就浓缩于自己颅内的世界中。精神活动正是这个世界的独特之处，具有多样的认知、情感、意志。2019 年，作者制作了一本论文集，书名为《塞姬的世界》(*Psychisland*)，由 "psychi" 和 "island" 组合而成。前者与精神病学（psychiatry）、心理学（psychology）的词根相同，来源于希腊语 "ψυχή"（psyche），意为精神、灵魂，再进一步讲，它是古希腊神话中厄洛斯（即古罗马神话的丘比特）的挚爱，因爱而由人升神的塞姬，或译作普绪克。这座精神小岛可以欣赏世界之美，可以孤芳自赏，也可以变成疾病状态下的孤岛。但是，它还有爱，就成了精神分裂症全病程脑成像论文集《塞姬的世界》。在这部论文集的启发之下，2020 年，6 名作者一拍即合，希望从自身专注的精神疾病影像医学研究和管理工作出发，结合国家自然科学基金青年项目申请，让更多的读者通过影像医学的三棱镜折射出精神障碍背后大脑的神秘色彩。

　　本书作者中有 5 名是精神障碍磁共振成像（MRI）研究的一线青年科技人员，他们的专业背景涉及精神病与精神卫生学、影像医学与核医学、生物医学工程；1 名是科研管理人员。他们依托中国人民解放军空军军医大学（第四军医大学）的临床资源和科研平台，借助合作单位荷兰乌特列支大学（Universiteit Utrecht）、西安电子科技大学、西安交通大学、西安市人民医院、解放军总医院的技术优势，形成了一定的学术产出，亟待临床转化。本书的作用不单单局限于国家自然科学基金青年项目申请书撰写的经验交流和技巧分享，还可作为一部精神障碍 MRI 研究的工具书，其中既有精神科临床问题的提出，又有影像学方法的阐述。

医学研究的目的之一是最终实现临床获益。同样，围绕精神分裂症、抑郁症、木僵的 MRI 研究也是希望通过更加全面、深入地理解这些严重的精神障碍，寻求更加优化的诊疗方法。正如第一个抗精神病药物氯丙嗪，它于 1950 年合成，为了获得更好的疗效、更少的不良反应，在时至今日的 70 多个春秋中，不断有新的药物研发上市。路途虽然遥远，总要有人矢志不渝地走下去。书中章节按照"指南"节录、申请要点、疾病研究分类编排，其中疾病研究包括申请书、审议意见、反思 3 个小节，这样就可清晰地把握过去的研究脉络。

随着时间的推移，申请书落后于当前的最新进展，难免会有不妥甚至疏漏之处，作者深知责任在肩，还请各位读者不吝赐教，让精神障碍的影像医学研究不断进步，为真正实现精神障碍 MRI 的深度应用奠定坚实的基础。

2021 年 9 月

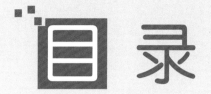

目 录

第一部分

青年项目解析

第一章 国家自然科学基金项目指南节录

要点提示：

1. 2021 年度国家自然科学基金项目指南青年项目节录。
2. 2020 年度国家自然科学基金项目指南青年项目节录。

第一节 2021年度国家自然科学基金项目指南节录

青年科学基金项目

青年科学基金项目支持青年科学技术人员在科学基金资助范围内自主选题，开展基础研究工作，特别注重培养青年科学技术人员独立主持科研项目、进行创新研究的能力，激励青年科学技术人员的创新思维，培育基金研究后继人才。

青年科学基金项目申请人应当具备以下条件：

（1）具有从事基础研究的经历。

（2）具有高级专业技术职务（职称）或者具有博士学位，或者有 2 名与其研究领域相同、具有高级专业技术职务（职称）的科学技术人员推荐。

（3）申请当年 1 月 1 日男性未满 35 周岁〔1986 年 1 月 1 日（含）以后出生〕，女性未满 40 周岁〔1981 年 1 月 1 日（含）以后出生〕。

符合上述条件的在职攻读博士研究生学位的人员，经过导师同意可以通过其受聘单位申请。作为负责人正在承担或者承担过青年科学基金项目的（包括资助期限 1 年的小额探索项目以及被终止或撤销的项目），不得作为申请人再次申请。

青年科学基金项目重点评价申请人本人的创新潜力。申请人应当按照青年科学基金项目申请书撰写提纲撰写申请书。青年科学基金项目资助期限为 3 年。仅在站博士后研究人员可以根据在站时间灵活选择资助期限，不超过 3 年，获资助后不得变更依托单位。

特别提醒申请人注意：

（1）青年科学基金项目中不再列出参与者。

（2）2021年，青年科学基金项目继续按固定额度资助，每项资助直接费用为24万元，间接费用为6万元（资助期限为1年的，直接费用为8万元，间接费用为2万元；资助期限为2年的，直接费用为16万元，间接费用为4万元）。

（3）2021年，青年科学基金项目试点基于四类科学问题属性的分类评审，申请人应当根据要解决的关键科学问题和研究内容，选择科学问题属性，并阐明选择该科学问题属性的理由。申请项目具有多重科学问题属性的，申请人应当选择最相符、最侧重、最能体现申请项目特点的一类科学问题属性。国家自然科学基金委员会根据申请人所选择的科学问题属性，组织评审专家进行分类评审。

2020年度青年科学基金项目共资助18276项，资助直接费用435608万元，平均资助率16.22%（资助情况见表1-1）。

表1-1　2020年度青年科学基金项目资助情况

科学部	申请项目数	批准资助			资助率/%
		项数	直接费用/万元	直接费用占比/%	
数理科学部	7355	1813	43264	9.93	24.65
化学科学部	9229	1582	37536	8.62	17.14
生命科学部	14867	2446	58280	13.38	16.45
地球科学部	8321	1730	41112	9.44	20.79
工程与材料科学部	18771	3127	74560	17.12	16.66
信息科学部	9559	2152	51312	11.78	22.51
管理科学部	6177	921	22024	5.05	14.91
医学科学部	38363	4505	107520	24.68	11.74
合计或平均值	112642	18276	435608	100.00	16.22

第二节　2020年度国家自然科学基金项目指南节录

青年科学基金项目

青年科学基金项目支持青年科学技术人员在科学基金资助范围内自主选题，开展基础研究工作，特别注重培养青年科学技术人员独立主持科研项目、进行创新研究的能力，激励青年科学技术人员的创新思维，培育基金研究后继人才。

青年科学基金项目申请人应当具备以下条件：

（1）具有从事基础研究的经历。

（2）具有高级专业技术职务（职称）或者具有博士学位，或者有 2 名与其研究领域相同、具有高级专业技术职务（职称）的科学技术人员推荐。

（3）申请当年 1 月 1 日男性未满 35 周岁〔1985 年 1 月 1 日（含）以后出生〕，女性未满 40 周岁〔1980 年 1 月 1 日（含）以后出生〕。

符合上述条件的在职攻读博士研究生学位的人员，经过导师同意可以通过其受聘单位申请。作为负责人正在承担或者承担过青年科学基金项目的（包括资助期限 1 年的小额探索项目以及被中止或撤销的项目），不得作为申请人再次申请。

青年科学基金项目重点评价申请人本人的创新潜力。申请人应当按照青年科学基金项目申请书撰写提纲撰写申请书。青年科学基金项目资助期限为 3 年。仅在站博士后研究人员可以根据在站时间灵活选择资助期限，不超过 3 年，获资助后不得变更依托单位。

特别提醒申请人注意：

（1）青年科学基金项目中不再列出参与者。

（2）2020 年，青年科学基金项目继续实施无纸化申请，申请时依托单位只需在线确认电子申请书及附件材料，无须报送纸质申请书。项目获批准后，依托单位将申请书的纸质签字盖章页装订在《资助项目计划书》最后，一并提交。签字盖章的信息应与信息系统中电子申请书保持一致。

（3）2020 年，青年科学基金项目按固定额度资助，每项资助直接费用为 24 万元，间接费用为 6 万元（资助期限为 1 年的，直接费用为 8 万元，间接费用为 2 万元；资助期限为 2 年的，直接费用为 16 万元，间接费用为 4 万元）。2019 年度青年科学基金项目共资助 17966 项，资助直接费用 420795 万元，平均资助强度为 23.42 万元 / 项，平均资助率 17.90%，比 2018 年度降低了 2.64 个百分点（资助情况见表 1-2）。

表 1-2　2019 年度青年科学基金项目资助情况

科学部	申请项目数	批准资助				资助率 /%
		项数	直接费用 / 万元	平均资助强度 / 万元	直接费用占比 /%	
数理科学部	6774	1800	45000	25.00	10.69	26.57
化学科学部	8015	1566	39260	25.07	9.33	19.54
生命科学部	13519	2428	58240	23.99	13.84	17.96
地球科学部	7481	1727	43220	25.03	10.27	23.09
工程与材料科学部	16460	3121	78011	25.00	18.54	18.96
信息科学部	8837	2134	52154	24.44	12.39	24.15
管理科学部	5817	865	16230	18.76	3.86	14.87
医学科学部	33473	4325	88680	20.50	21.08	12.92
合计或平均值	100376	17966	420795	23.42	100.00	17.90

关于青年科学基金项目资助范围见面上项目各科学处介绍，近年资助状况和有关要求见本部分各科学处介绍。

医学科学部

医学科学部重点支持以防病、控病和治病中的科学问题为目标，针对机体的结构、功能、发育、遗传和免疫异常以及疾病发生、发展、转归、诊断、治疗和预防等开展的基础研究，以提高我国医学科学研究水平。欢迎符合条件的青年科学工作者向医学科学部提出申请。青年科学基金项目要求申请人具备独立承担和完成项目的能力，强调申请人能够提出有创新性的科学问题和有针对性的研究方案。申请人需在提交的电子申请书附件中提供不超过 5 篇与申请项目相关的代表性论著的 PDF 格式文件。其他具体申请项目请参照本"指南"中青年科学基金项目的总论部分和医学科学部面上项目总论部分及各科学处的有关要求。

各科学处资助范围参见本"指南"医学科学部各科学处面上项目介绍（表 1-3）。

表 1-3 医学科学部青年科学基金项目 2018 年度、2019 年度资助情况一览表

科学处		2018 年度			2019 年度		
		资助项数	直接费用/万元	资助率/%	资助项数	直接费用/万元	资助率/%
一处	呼吸系统、循环系统、血液系统	447	9396	16.20	459	9396	13.88
二处	消化系统、泌尿系统、内分泌系统、代谢和营养支持、眼科学、耳鼻咽喉头颈科学、口腔颅颌面科学	593	12469	14.56	608	12469	12.41
三处	神经系统、精神疾病、老年医学	358	7525	15.55	367	7525	12.98
四处	生殖系统、围生医学、新生儿、医学免疫学	250	5260	14.76	257	5260	12.84
五处	影像医学、生物医学工程、特种医学、法医学	232	4867	15.01	237	4867	11.87
六处	运动系统、急重症医学/创伤/烧伤/整形、康复医学、医学病原生物与感染、检验医学	372	7805	14.62	381	7805	11.83
七处	肿瘤学（血液系统除外）	857	18000	15.24	878	18000	12.76
八处	皮肤及其附属器、放射医学、地方病学、职业病学、预防学	228	4789	19.98	234	4789	17.85
九处	中医学、中药学、中西医结合	574	12064	12.49	588	12064	11.09
合计或平均值		4222	88680	15.19	4325	88680	12.92
直接费用平均资助强度/（万元/项）		21.00			20.50		

　　国家自然科学基金青年科学基金项目属于人才项目系列之一，选题自主决定，激励创新思维，长远目的是培养青年科技人员独立主持科研项目、进行创新研究的能力，储备人才。解读"指南"、理解政策是申请前的必做功课，官方渠道是获取信息的权威途径，关注国家自然科学基金委员会（https://isisn.nsfc.gov.cn/）当属最优选择。

（崔龙彪）

第二章　国家自然科学基金青年项目申请攻略

要点提示：

提高青年项目申请中标概率的 7 个要点包括基于问题选属性、找准方向定选题、注重积累勤准备、撰写"标书"有窍门、细枝末节见成败、科研诚信要坚守、自信乐观好心态。

国家自然科学基金（NSFC）作为我国覆盖面最广的国家级课题，是科研领域的主要经费来源之一，在学术界具有很高威望。其中，青年项目作为有志从事基础研究的青年科研人员的起步基金（固定额度资助，一般资助期限为 3 年，每项资助直接费用为 24 万元，间接经费为 6 万元），对于科研基础和科研团队没有做过多限制。青年项目支持青年科学技术人员自主选题，开展基础研究工作；能够稳定青年科研队伍，培育后继人才；扶持独立科研，激励创新思维。青年项目不断增强青年人才勇于创新的研究能力，促进青年科研人员的成长，对于青年学者的科研启动意义重大。特别是在 2008 年，国家自然科学项目将青年项目单列为人才系列项目后，进一步提高了资助率，对于 35 岁（女性 40 岁）以下青年科研人员的激励和推动作用更加显著。然而，纵观历年基金申报情况后不难发现，医学科学部和生命科学部项目申请数量偏多，资助率不高。以 2020 年为例，青年科学基金项目共资助 18276 项，资助直接费用 435608 万元，平均资助率为 16.22%。其中，生命科学部申请项目 14867 项，批准资助 2446 项，平均资助率为 16.45%，直接费用 58280 万元，经费占比 13.38%；医学科学部申请项目 38363 项，批准资助 4505 项，平均资助率为 11.74%，直接费用 107520 万元，经费占比 24.68%。由此看出，青年科学基金项目申请的竞争是相当激烈的。

然而，写基金申请书又偏偏是一件苦差事。每年浩浩荡荡的基金申请人中，有的人是头一回，"公鸡啄蚌"——不知从何下口；有的人则是屡败屡战，"锲而不舍"——不达目的不罢休。一份申请书，让大家冥思苦想、抓耳挠腮、辗转反侧、废寝忘食，常常是"问君何叹息，只因写基金"。那么，如何苦中作乐，写一份好的申请书，提高基金申请获得立项概率呢？可以从以下 7 个方面着手。

一、基于问题选属性

青年科学基金项目重点评价申请人本人的创新潜力。2018 年国家自然科学基金委员会启动了包括明确资助导向、建立分类评审机制、构建完善学科布局在内的三大改革任务，其中基于四类科学问题属性的资助导向是三大改革任务之一。2018 年试点推行以来，覆盖的学科领域和项目类别逐步扩大。2021 年起，基于四类科学问题属性的分类评审试点拓展至青年项目，要求申请人根据要解决的关键科学问题和研究内容，选择科学问题属性，并阐明选择该科学问题属性的理由。申请项目具有多重科学问题属性的，申请人应当选择最相符、最侧重、最能体现申请项目特点的一类科学问题属性。这就要求申请人要首先准确理解和把握四类科学问题的具体内涵。

（一）四类科学问题属性的内涵

1."鼓励探索，突出原创"

科学问题源于科研人员的灵感和新思想，且具有鲜明的首创性特征，旨在通过自由探索产出从无到有的原创性成果。可以将这个问题属性理解为"纯原创"，申请课题所要解决的科学问题之前没有人研究，属于从 0 到 1，强调的是"从无到有"的特点。

2."聚焦前沿，独辟蹊径"

科学问题源于世界科技前沿的热点、难点和新兴领域，且具有鲜明的引领性或开创性特征，旨在独辟蹊径地取得开拓性成果，引领或拓展科学前沿。可以把这个问题属性理解为"再创新"，所要开展的课题是本领域的热点和前沿问题，拟采用新的思路，取得新的发现，属于从 1 到 N，强调的是在以往的基础上"开辟新路"。

3."需求牵引，突破瓶颈"

科学问题源于国家重大需求和经济主战场，且具有鲜明的需求导向、问题导向和目标导向特征，旨在通过解决技术瓶颈背后的核心科学问题，促使基础研究成果走向应用。该问题属性可以理解为"偏应用"，拟申报的课题聚焦需求，为解决"卡脖子"技术而开展研究，强调的是"突破瓶颈"。

4."共性导向，交叉融通"

科学问题源于多学科领域交叉的共性难题，具有鲜明的学科交叉特征，旨在通过交叉研究产出重大科学突破，促进分科知识融通发展为完整的知识体系。该问题属性可以理解为"跨学科"，通过不同学科的融合，解决共同的需求导向问题，强调的是"学科交叉"。

按照国家自然科学基金委员会统计的数据，在医学领域，选择"聚焦前沿，独辟蹊径"属性的课题数量较多，选择"需求牵引，突破瓶颈"属性的课题数量次之，而选择"鼓励探索，突出原创"和"共性导向，交叉融通"属性的课题较少。作为申请人，应该在准确把握四类科学问题属性的基础上，结合课题的研究内容、自身的工作基础、相关的支撑材料等进行科学问题属性的选择。

（二）影像医学受资助的主要领域

与影像医学中的精神疾病相关的科学问题，主要归属生命科学部生物医学科学处和医学科学部医学科学三处、五处的业务范畴，由其提供资助。

生命科学部生物医学科学处资助神经科学与心理学（C09）学科，范围包括神经科学、心理学和认知科学 3 个领域。其中，神经科学研究的核心问题是解析人类神经活动的本质，即从初级的感觉和本能行为，到高级的语言、学习、记忆、注意、意识、思维与决策等各个层面涉及的神经结构与功能；心理学是研究人的心理和行为的学科，旨在阐明认知、情绪、动机、思维、意识、人格等心理现象的发生、发展、表征和相互作用的规律和机制；认知科学是研究认知及智力本质和规律的科学，其研究范围包括知觉、记忆、推理、抉择、注意、意识乃至情感动机在内的各个层次和方面的认知和智力活动。从 2020 年度申请情况来看，神经科学与心理学的各学科分支发展不够均衡。其中，分子与细胞神经生物学、行为与情感神经科学、认知神经生物学、神经系统结构与功能及异常、认知心理学、发展与教育心理学等领域的项目申请数量较多，而认知模拟、计算与人工智能、神经科学与心理学研究的新技术和新范式等领域的申请数量则较少。2021 年，神经科学将继续鼓励探索认知和行为的神经生物学基础，用系统生物学的研究理念，从微观、介观和宏观等不同尺度解析神经系统功能；从分子、细胞、神经环路到神经网络水平阐明神经系统疾病的发生、发展规律和机制，鼓励多学科交叉融合；鼓励从进化的角度进行跨物种的神经科学研究，鼓励针对神经科学研究中的瓶颈问题进行新技术、新方法的研究和开发。心理学和认知科学将继续支持优势领域，鼓励多学科交叉融合，采用现代神经影像学、基因组学、深部脑刺激、大数据分析、纵向追踪、计算模型等技术和方法，推动对心理活动和认知过程及其物质基础的深入研究，鼓励提出和发展新的理论、实验范式和研究技术，鼓励心理学研究成果的转化应用。2021 年度对神经科学与心理学（C09）学科申请代码进行更新和整合，二级申请代码由原先的 3 个调整为 14 个，每个二级申请代码下设置多个研究方向供申请人选择。2020 年度的申请项目中，较为突出的问题是部分申请人对生物医学伦理的重视程度不够，未按要求提供伦理学许可。另外，申请人对四类科学问题属性（尤其是"鼓励探索、突出原创"）的理解不够准确，没有在这类科学问题属性的申请中体现申请人的"首创"内容。

医学科学部重点支持防病、控病和治病中的科学问题，鼓励从医学实践中发掘和凝练科学问题，提出创新的学术思想和研究方法，开展深入的基础研究；鼓励对重要科学问题进行原创性和系统性研究；鼓励基础医学和临床医学相结合的转化医学研究；鼓励利用多学科、多层面、多尺度的新技术、新方法、新范式，从分子、细胞、组织、器官、整体及群体等不同层面，针对疾病的发生、发展与转归机制开展深入、系统的整合医学研究；鼓励在已有发现和前期研究证据的基础上，提出具有创新思想的深入研究；鼓励与其他领域交叉融合的新的学科生长点研究；鼓励开展实质性的国际交流与合作研究。下属的医学科学三处，针对神经系统（H09）主要资助神经系统各类非肿瘤性疾病的病因、发病机制、诊断、治疗和预防的相关研究，包括神经系统常见疾病如脑血管病、认知功能障碍、神经发育障碍、神经系统损伤与修复、神经退行性疾病、癫痫、疼痛与镇痛的研究，也包括少见神经系统疾病的研究。神经系统代谢异常、免疫异常以及炎性疾病的发病机制、诊断和治疗研究、麻醉与镇静、神经精神系统疾病共病的神经生物学机制及干预也是资助的方向。针对精神卫生与心理健康（H10），主要资助精神行为障碍的病因、发病机制、诊断、治疗和预防的相关研究，包括焦虑障碍、抑郁障碍、精神分裂症等常见精神疾病的研究，也包括睡眠障碍、药物依赖及其他成瘾性障碍、应激相关障碍、神经发育障碍、精神障碍的心理评估与干预，以及精神疾病与心理健康研究新技术和新方法等方面的研究。近年来，精神卫生与心理健康领域获资助项目主要集中在抑郁障碍、精神分裂症、焦虑障碍等领域，生物节律紊乱及相关疾病、精神行为障碍的心理评估与干预等领域的项目较少。我国儿童和青少年精神疾病领域研究基础较为薄弱，鼓励该领域的研究者开展相关研究；鼓励研究遗传、环境等多种因素在心理和精神行为障碍发生、发展中的作用，发现潜在的病因和干预靶标，建立可监测心理障碍和精神疾病发生、发展及预后的生物学标记，优化心理、行为学检查技术，实现心理障碍和精神疾病的早期发现和诊断；鼓励精神医学与其他学科交叉和合作，通过药物或非药物手段实施早期干预和治疗，从而提升我国心理障碍和精神疾病的诊疗水平。医学科学五处，针对影像医学／核医学（H27）主要资助医学影像学和应用影像学方法解决医学相关科学问题的研究。资助范围包括放射诊断学〔磁共振成像（MRI）、常规 X 射线成像和计算机断层成像〕、超声医学、核医学、电磁成像、光学成像、介入医学等学科领域；鼓励在新型成像原理与成像方法、新型对比剂、多模态跨尺度成像、分子影像与分子探针、功能影像、影像大数据与人工智能、精准介入、诊疗一体化及转化医学等前沿科学领域进行多学科交叉的探索性研究；支持应用影像新技术对各类疾病发病机制、早期诊断与治疗、预后与疗效评估、药物筛选的研究。从 2020 年度项目申请的情况看，该领域增量最多。同时，该处鼓励不同学术背景的科研人员合作开展多学科交叉性的研究工作，鼓励和支持原创性的工作，注重临床应用和临床成果转化，同时对上述领域的科学问题进行探索的青年学者予以适当倾斜支持。

申请人可以对照以上内容，确定将要研究的科学问题的属性，国家自然科学基金委员会在此基础上，组织评审专家进行分类评审，主要流程见表 2-1。同行评议的尺度标准和评价等级见表 2-2。

表 2-1　国家自然科学基金评审流程

序号	流程	标准与程序
1	按代码分类。	
2	各学科处组织初步筛选。	初筛标准： 1. 申请人不具备申请资格或违反有关规定。 2. 手续不完备或申请书不符合要求。 3. 内容不符合资助范围或超出资助能力。 4. 申请人以往资助项目执行不力。 5. 其中重中之重是查重：由国家自然科学基金委员会信息中心负责系统检索，学科处人工复核。
3	基金申请书按研究方向分组送审，各学科处组织，同行评议（一审）。	基本程序： 1. 每份申请书选择同行评议专家（5 位）。 2. 函请同行评议，对项目进行定性、定量评价。 3. 收回评议卡，对定量部分进行计算机判读、打分、排序。 4. 编辑一审意见，研究二审名单（大约比例为拟批准项目数的130%）。
4	专家评审组或专业委员会评审（二审），各学部及学科处组织。	1. 主要对一审推荐项目进行会议评审，上会项目为资助数量的130% 左右。 2. 评审投票最终确定资助名单。

续表

序号	流程	标准与程序
5	再次对二审确定资助项目进行核查。	1. 进一步查重。 2. 以往承担项目是否近期完成。 3. 是否有违反国家自然科学基金委员会有关申请规定。
6	国家自然科学基金委员会审议后，下发批准、未批准通知。	

表 2-2　国家自然科学基金同行评议尺度标准和评价等级

尺度标准	评价等级	资助意见
1. 综合评议申请项目的创新性和研究价值。基础研究类项目，对科学意义、前沿性和探索性进行评述；应用基础研究类项目，在评议学术价值的同时，还要对项目的应用前景进行评述。请明确指出项目的特色和创新之处。 2. 对申请项目的研究内容、研究目标及拟解决的关键科学问题进行综合评议。 3. 对申请项目的整体研究方案和可行性分析，包括对研究方法、技术路线等方面进行综合评议；如有可能，请对完善研究方案提出建议。 4. 对前期工作基础和研究条件以及经费预算进行适当评价。应特别注意评议申请人的创新潜力和创新思维，不必过于强调其研究队伍和工作积累。	优：申请人有较强的创新潜力和创新思维；申请项目创新性强，具有重要的科学意义或应用前景，研究内容恰当，总体研究方案合理可行。（4分） 良：申请人具有一定的创新思维；申请项目立意新颖，有较重要的科学意义或应用前景，研究内容和总体研究方案较好。（3分） 中：申请人创新思维一般；申请项目具有一定的科学研究价值或应用前景，研究内容和总体研究方案尚可，但需修改。（2分） 差：申请人和申请项目某些关键方面有明显不足。（1分）	1. 优先资助。 2. 可资助。 3. 不予资助。

二、找准方向定选题

在申报的各项工作中，首先必须解决的最关键问题是选题。"千里之行，始于足下"，选对项目的主攻方向，申请就成功了一半。选定一个课题之前，先要反复思量，缜密行事，可以根据现实需求、招标课题指南、已有课题延伸、科研工作中的发现来考虑，也可以通过查找文献空白点、改变研究要素组合、探索边缘学科交叉领域、关注不同学术观点争论等方式来确定选题。

（一）好的选题应具备"四性"

好的选题应体现需求性、创新性、科学性和可行性。这与以上的四类科学问题属性高度契合、相得益彰。需求性是指选题要符合国家及社会发展的需求，课题的申请指南、医学基础研究及临床实践中发现的问题等是需求性的具体体现。创新性是选题的核心，虽然创新性的内涵有很多，但从现实角度来讲，选题方向的创新性可从工作中发现的新问题、文献的空白点、已有课题的延伸、学科交叉研究等来体现。科学性是指选题要以科学思想为指导，具有理论基础，以事实为依据。可行性是指课题的选择必须具备能够实现预期目标的客观条件和主观条件，包括立项依据、工作基础、科研条件、研究队伍等。如果觉得"四性"还是比较抽象，那么就可以对照以下 10 个问题来进行选题。①选题对社会发展、学科进展有何裨益？②选题是否处于前沿领域？③研究方向在国内外的受关注程度如何？④研究方向每年发表论文、专著、专利总量约为多少？⑤该选题已有主要研究成果如何？⑥国内外有关权威人士何在？成果如何？见解如何？⑦选题要解决哪些棘手问题？研究热点何在？⑧个人对该选题是否非常感兴趣？⑨个人是否有能力和潜质去完成选题？⑩选题能否在 8—10 年内成为个人的主攻方向？

　　第一个问题涉及选题的需求性。国家自然科学基金委员会主要资助基础研究和应用基础研究课题，一般不资助开发性应用研究。选题应考虑所做的研究是否有利于国家社会经济发展，是否有利于本学科的发展，也就是说，是否符合国家的战略发展需求。因此，必须了解国家的科技发展中长期规划，明确是否能为之添砖加瓦。写申请书的立项依据时对此必须有明晰的说法。

　　第二个问题涉及选题的前沿性。所确定的研究方向必须是当今人们关注的热点，是在社会发展和学科发展中迫切需要解决的重要问题。应该注意到，一个热点问题的"热度"大致能维持 10—20 年，一旦关键问题有了眉目，必定迅速"降温"，此时再要"跟进"就为时已晚了。捕捉科研前沿性的课题，最好设计周密，尤其是目的和结果的一致性、可获得性和可预期性，通过课题实施所获得的结果必须能充分支持与研究目标相一致的结论。

　　第三、第四个问题涉及选题的创新性。一个课题的研究者总数和成果总量是该课题的关注度的量化指标。研究表明，这两个数字随时间的演化大致呈正态分布，通常有明显的峰值，我们应在曲线的上升段抓住这一课题，才有可能掘得"第一桶金"，申请基金的成功率也较高。因为还没热起来的热点或是一些非热点但是对科研有价值的选题，往往能发挥出其不意的效果。可以采用 PubMed、EI 或 CNKI 之类的检索工具，获取这类演化信息。同时应该通过参加国际学术会议和阅读近期文献，把握课题的"热度"。如果在会议或期刊（尤其是国外的会议或期刊）上相关的论文已寥寥无几，说明该课题已脱离了大众的视线，千万别在千军万马过了万重山后再去"跟风"，尤其不主张以最新的重量级文献作为指导，因为其他人也可能是以此为参考，产生与你惊人一致的想法。青年博士喜欢拿与博士论文相关的课题来申请基金，对此必须仔细分析，要确定导师四五年前给你的题目是否还是研究热点，若热度已退，则必须调整或更换课题。如果已经认定问题确实有前沿性和重要性，则需要进一步掌握有关研究者、课题组、主要成果的细节。

　　第五至第七个问题涉及选题的科学性。目的在于能够细化选题目标。在充分掌握最新研究动态的基础上，搞清亟待解决的具体问题，再从中选出自己的一两个主攻方向。抓住处于窗口状态的关键问题"做文章"，是申请成功的诀窍之一。

　　最后 3 个问题涉及选题的可行性。对于选题，只有喜欢它、热爱它，才有可能做好它。如果你从内心讨厌某个课题，就千万不要去碰它。选题的大小和难度也必须适当，申请人若有素质和能力在预期的有限时间内实现有限的目标，就可吞而食之；不然，"高中"了一时欢喜，小心日后交不了账！一个具体研究方向，可以做上 8—10 年工作，所以，一旦选定课题，就应以此为自己科研的主要关注点，准备做十年八年，而后再考虑转换研究方向。虽说长期固守一个研究方向绝非上策，但频繁更换科研方向则将一事无成。假如面临多种选择，把上述问题思索清楚了，就可以从中做出最为正确的抉择。

（二）好的题目能够"画龙点睛"

选题确定后，还要给课题起个合理的题目。一般来讲，题目往往是申请书完成后反复推敲后确定的。一个好的题目应做到准确恰当、简明具体、醒目规范、主题明了、字数适中（15—20字为宜），尽可能反映课题的关键要素（基本科学假说和研究思路）和创新性科学问题，容易懂；还要有新意，能够吸引人，包括3—4个关键词，以利于同行评议，对课题起到画龙点睛的作用；要避免题目太大、太长、太难、用生僻缩略语。在确定题目后，最好还要通过国家自然科学基金委员会网站或者借助多种检索工具进行查询，避免与已立项的课题雷同。

三、注重积累勤准备

好的选题绝不会从天而降、自然而生，一定是时间精力的叠加和智慧沉淀的结晶，必须要有充分的准备和足够的积累。

一是充分了解国家自然科学基金的性质、定位、资助范围、项目分类、学科代码、当今热点、申请要点、评审程序等。神经系统疾病、精神疾病与影像医学的基础和应用研究分别由生命科学部生物医学科学处和医学科学部医学科学三处、五处资助，仔细阅读当年的项目指南是一条捷径（国家自然科学基金官网 http://www.nsfc.gov.cn 各种信息一应俱全）；从各单位的科研处可以得到必要的咨询；从已获得过基金项目的前辈或同事处可以了解具体的申请诀窍。至少提前半年（刚入行的提前一年）进行课题搜索（国家自然科学基金官网或科学网基金 http://fund.sciencenet.cn），查阅有没有类似课题相关的资助项目以及历年资助情况，太多、太少都不好，最好是最近两年逐渐增加的资助领域，可以避免重复，不走弯路。

二是充分调研相关的研究动态，努力做到有的放矢。具体说来：

（1）充分浏览主要文献，应通读100篇左右相关的中外文献，并精读其中的3—5篇，在申请书中可引用30—50篇，中文、英文均要涉及。大量翻阅文献可以加深对学科的理解认知，在汲取知识的同时多加思考，或许他人的漏洞和不足就是你的好课题。

（2）积极走访专家，便于把握研究方向。应访问3—10位校内外同行专家，听取他们对自己项目定位的意见。

（3）要关注会议，便于了解周围动态。应关注或参加2—3个相关的学术会议，了解最新的研究动态，把握相关的热点问题。

需要注意的是，国家自然科学基金鼓励针对科学问题开展深入的基础研究，强调研究的原创性；对获得较好前期研究结果的项目，鼓励开展持续深入的系列研究工作。应当避免无创新性思想而盲目追求使用高新技术和跟踪热点问题的项目申请。

四、撰写"标书"有窍门

合格规范的申请书是获得基金资助的前提。同行评议专家主要根据申请人提交的申请书，按照评审标准进行打分，据此提出是否资助的建议，最后由项目主管部门进行相关程序的审批，决定是否予以资助。因此，项目申请书的质量是申请人需要高度重视的环节。以下是须重点把握的原则及注意事项。

（一）申请书的基本内容和要求

选题确定后，关键就在于写好申请书了。好的申请书具有的共同特征是：注重叙述的科学性和严谨性，字斟句酌，简洁明快，重点突出，善于画龙点睛，值得好好借鉴。篇幅冗长，叙述拖沓，脉络不清等缺点，应当全力避免。

从结构上看，申请书主要分为4个部分：封面、基本信息表、预算表及预算说明；报告正文；申请人简历；附件材料。其中报告正文是主体部分，又包括立项依据与研究内容、研究基础与工作条件、其他需要说明的问题。因此，首先应当做好精准的框架设计，抓住各部分应突出的重点，分清研究内容、研究方案、技术路线的内涵，把可行性分析、工作基础、工作条件、申请人简历等部分应表述的内容加以区分，使其"各司其职"，以实事求是的态度、精炼准确的语言，把精彩可读的申请书呈现在人们面前。

自2014年起，国家自然科学基金项目申请需要通过在线系统填报，2021年，青年项目申请全面实行无纸化。在系统中需要填报以下内容：项目基本信息、单位信息、人员信息、资金预算表、正文、申请人研究成果、附件等。各部分特别是正文部分撰写的总体要求是，言简意赅，准确生动。具体而言，简洁明了、重点突出；抓住关键、充分展开；言之有物、引人入胜；措辞恰当、含义清晰；充满自信、适当谦逊；实事求是、求真务实；个性鲜明、少用套话。具体章法和阐述要领如下。

项目基本信息需要填写项目的中文及英文名称、申请代码、摘要等。项目名称要求新颖，突出新思想、新概念、新构思、新理念、新方法、新技术，并做到画龙点睛。申请代码意味着申请学科方向的确定和专家库的选择，选择的合适与否，会导致结果的天壤之别。选择申请代码时，须选择到最后一级（4位数字）；附注说明需要严格按照"指南"相关要求选择或填写，否则将不予申请受理。中文及英文摘要是评审专家了解申请项目的第一信息来源，直接影响基金一审结果，因此需要认真填写。英文摘要内容要与中文摘要对应，英文需要仔细斟酌。单位信息要按照依托单位在国家自然科学基金委员会备案的全称填写，如中国人民解放军空军军医大学（第四军医大学）/第一附属医院（西京医院）等，不要填写具体科室；人员信息以及经费预算说明的填写要严格按照模板的要求进行。预算说明书从2015年起由正文部分提到前面，在预算表后单独列出，作为项目审批的重要依据。关键词是点明研究项目的特色和创新点的关键，是申请项目在该领域内最有学术价值的突破点，是申请书论证围绕的中心，关键词的选择直接决定基金送审去向，因此需要谨慎斟酌。报告正文是项目申请书的核心，包括项目的科学意义、立项依据、研究内容、研究目标及拟解决的关键问题、研究方案、研究方法及可行性分析、研究基础与工作条件等部分，各部分的撰写要点在第二至第四部分会有细致的阐述。研究成果部分要严格按照成果收集操作说明填写，这是国家自然科学基金委员会加强信息公开透明和科技成果共享的具体举措之一，需要高度重视、如实填写。附件包含5篇代表性论文、专著、科技奖励、专利、大会报告等电子版扫描文件；根据项目申请需要，附件材料还可能包含导师同意函、依托单位承诺函、推荐函、无工作单位申请人与申请项目依托单位签订的书面合同、非全职聘任合同、伦理委员会证明、生物安全保障承诺等。

（二）申请书的撰写填报

1. 科学问题属性选择理由

在申请书填报系统中，科学问题属性理由一栏，明确指出"请阐明选择该科学问题属性的理由（800字以内）"。其中，"阐明……理由"是核心的关键词。重点是对选择某一科学问题属性的理由进行阐述，而不是单纯的研究内容的简化。如同撰写摘要（400字以内）的要求一样，科学问题属性理由的阐明，也要把 800 字的字数用足，太少则难以充分说清楚，同时也显得没有认真对待。

如何撰写选择科学问题属性的理由，可以把握以下两个原则：一是要充分理解科学问题属性的内涵要求，密切与自己申报的课题相结合；二是要善于学习他人经验，也可借鉴国家自然科学基金委员会网站上提供的"典型案例库"，领会其撰写技巧，但切忌照搬照抄。

撰写选择科学问题属性理由的方法，可以参考以下的"三段论"写法。每种科学问题属性的选择理由，大致可以分成 3 个段落或者 3 个模块进行阐述，分别说明如下。

（1）"鼓励探索，突出原创"。如果选择该问题属性，第一段可阐述项目的背景，讲清楚项目研究的重要性和必要性；第二段重点进行项目原创性（从 0 到 1）的阐述；第三段进行本项目属于该问题属性的小结。在该问题属性理由的撰写中，要重点说明之前没有做或者没有做好的事实，落脚到从无到有的陈述。

（2）"聚焦前沿，独辟蹊径"。如果选择该问题属性，第一段可以阐述本项目聚焦的前沿问题是什么；第二段阐述项目中要解决的前沿问题所采用的独特解决方案是什么；第三段进行项目符合此属性的小结。在该问题属性理由的撰写中，要重点说明前沿是什么，还存在哪些短板，本项目的研究思路独特在哪里。

（3）"需求牵引，突破瓶颈"。如果选择该问题属性，第一段主要阐述本项目契合国家哪方面的重大需求；第二段说明本项目能解决哪些科学问题、突破哪些技术瓶颈；第三段进行本项目符合此属性的小结。在该问题属性理由的撰写中，重点要找准需求和"卡脖子"技术，讲清本项目的研究为什么能突破瓶颈。

（4）"共性导向，交叉融通"。如果选择该问题属性，第一段阐述本项目的共性科学问题是什么；第二段阐述本项目所具备的交叉融合特征是什么；第三段进行本项目符合此属性的小结。在该问题属性理由的撰写中，重点要讲清楚利用不同学科的理论和技术，解决共同的需求导向问题。

以"聚焦前沿，独辟蹊径"属性为例，在利用"三段论"方法撰写选择该问题属性理由时可以进行以下方式的陈述（可参考，但不限于此写法）。

第一段：项目聚焦的前沿问题是什么？重点介绍项目研究主体（如疾病）的前沿及热点问题，围绕该前沿问题已经取得的研究成果，还存在哪些尚未解决的问题（包括理论问题、机制问题、技术问题等），体现本项目"聚焦前沿"。字数 200—300 字。

第二段：本项目中独特的解决方案是什么？重点阐述本项目为解决上述尚未解决的问题已经具有的工作基础、所提出的研究思路的创新之处、拟开展的主要研究内容和使用的特色技术、项目的重要意义等，体现"独辟蹊径"。字数 300—400 字。

第三段：项目符合此属性的小结。可以进行概括总结，如本项目聚焦 ××× 前沿问题，以 ××× 为切入点，利用 ××× 新方法，阐明 ××× 机制，为解决 ××× 提供重要依据。因此，本项目属于"聚焦前沿，独辟蹊径"属性。字数 100—200 字。

科学问题属性理由的"三段论"撰写方法仅供参考，每人可根据自己的理解和习惯采用其他方式进行撰写，只要能够阐述清楚，得到认同即可。

2．项目摘要（400 字以内）

摘要是精髓，是对整个项目的高度提炼，也是申请书的精华核心所在。摘要虽是申请人最后写的，却是评阅者最先看的。它作为整个申请书内容的窗口，能够画龙点睛地描述整个申请书的要旨，反映申请人对所申请课题的必要性、科学问题、研究思路、预期目标和研究意义的高度概括和准确把握。评审专家常常通过审读摘要获得对课题的初步印象和基本判断，所以其重要性显而易见，应当仔细斟酌，认真推敲。摘要虽短，但好的摘要能够用不超过 400 字的篇幅，清晰地将整个课题的研究背景、立项依据、科学问题、研究内容、研究目标及意义表达出来，词义明确、语言流畅、逻辑性强、重点突出，使人读后留下深刻印象，乐于往下读。摘要的五大基本内容见表 2-3。

表 2-3　摘要的基本内容

基本内容	写作要点
1. 国家重大需求。	背景介绍，一笔带过。
2. 前人工作及存在的问题。	
3. 研究目的、内容、技术方法。	主体部分，重点撰写。
4. 本研究的重要意义（理论意义及应用前景）。	
5. 本申请书的创新性。	

其中，主体部分撰写可以按照的基本模式表达如下：×××是×××，但是存在×××问题（科学问题）。文献和我们以往的研究工作表明（工作基础），×××可能是××（科学假说）。在此基础上，本课题拟采用×××，研究×××，阐明×××（研究内容）。课题研究结果将为×××提供×××，具有×××理论意义和×××应用价值（研究意义）。当然也可以运用其他撰写格式，但是要明确 3 个要素，即拟研究的科学问题、研究的主体内容以及通过研究达到的目的和意义。与选题一样，摘要初步完成后，要仔细推敲文字，做到千锤百炼、言简意赅，力求在有限的空间内做到表述清楚、重点突出。另外，建议要把 400 字的字数用足，不要寥寥数言，匆匆了事。

3. 立项依据与研究内容（4000—8000 字）

立项依据是整个课题的核心部分，占有极为重要的地位，需要紧紧围绕凝练的科学问题提出针对性的学术思路，结合本领域工作展开论述，应当阐明研究意义、国内外研究现状及发展动态分析，结合科学研究发展趋势来论述科学意义；或结合国民经济和社会发展中迫切需要解决的关键科技问题来论述其应用前景，并附主要参考文献目录。要尽可能突出主题、理清脉络，尽可能系统完整、连贯流畅，尽可能讲深说透、避免重复，尽可能详略有致、图文并茂，最大限度地体现课题的创新和价值。一般建议分为项目的研究意义和国内外研究现状两个部分进行撰写，讲清：做什么？为什么做？简述：怎么做？可以先给一个"项目导语"，画龙点睛地点明项目要旨。紧接着可跟上"立项背景"（需求性）、"国内外研究动态"（前沿性）、"亟待解决的问题""本项目总体构想" 4 个小节。

1）研究意义

研究意义的总结一般采用从大到小的模式（图 2-1），首先从研究领域切入，就是在研究领域的宏观层面提出一个研究难题，这一难题往往符合了科学研究发展趋势，是国民经济和社会发展中迫切需要解决的关键科技问题；随后从研究方向展开，阐述在某一研究方向上存在的问题，体现课题研究的必要性；然后进一步收紧，围绕这一方向上的某一具体科学问题，进行归纳分析，这也是本课题的研究目标；最终提出研究设想，也就是研究思路，并小结本课题的科学意义；末尾给出30—50篇近期参考文献。研究意义也可视为后面的国内外研究现状的浓缩版，要主线清晰，层次明确，表述客观，有理有据。研究意义的篇幅不宜过长，以避免与国内外研究现状的内容过度重叠，通常一页左右的篇幅便可。

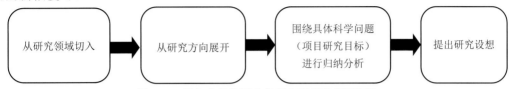

图 2-1　研究意义及国内外研究现状的撰写层次

2）国内外研究现状

这是立项依据的关键，也是阐述课题要做什么、为什么做和怎么做的主体内容，可采用与研究意义同样的由大到小的层次进行撰写。这部分需要大量的文献支持，以准确把握课题所在领域的最近研究进展，因此要较全面地把握本领域的相关文献资料。文献资料的掌握不是一日之功，应培养长期阅读本专业文献的习惯。回顾文献提出问题的过程反映了申请人的科学思维能力，需要申请人的科学敏感性和日积月累的思考与文献积累。"国内外研究现状"需把握"项目相关"的精髓，围绕拟开展的课题和拟解决的科学问题阐述国内外相关的研究进展，不要天马行空，离题万里。可以从研究领域切入、从研究方向展开，必须准确具体，列出国内外研究本项目课题的课题组和主要专家；可以围绕某一具体科学问题（本项目研究目标）进行归纳分析，脉络分明地介绍已有成果，点明亟待解决的关键问题以及本申请课题的矛头所向，顺势提出研究设想，强调攻关的迫切性和重要性。但应注意不宜夸大其词，一定要准确，不能偏激，做到任何重要的论点都有文献标注或前期工作基础支撑。引用文献时要注意所引文献的权威性，研究结果的成熟度，做到言之有据、张弛有度，确保得到同行专家认同。

撰写时要把握以下几个方面的具体要点：一是思路要围绕主题。在论述思路上要始终围绕本课题要解决的科学问题这一主线，无关的或关系不大的内容要大胆割舍，不要将国内外研究现状写成综述。二是道理要讲深说透。课题研究中涉及的关键问题和重要观点要论述充分，在这里要舍得笔墨篇幅，要有权威文献结果以及前期工作支撑，以体现课题研究的必要性和学术观点的可信度。若国内外尚无相关研究报道或是虽有研究但是需要在某个层面上进一步深入，或是引申出一系列有价值的问题，都可以作为继续研究的内容。三是叙述要连贯流畅。要注意不同段落间的承上启下以及逻辑性，要善于使用结论性的小标题，通过标题将各段落有机地串联起来，形成主线清楚、层层深入的叙述模式。四是形式要图文并茂。在文字叙述的同时，要合理地引入一些示意图、假说图、结果图等，增强对重要观点及科学问题的说明，增加阅读者对内容的理解。五是文献要精心筛选。引用的参考文献应主要为近期的，国内外文献的比例应适当，国内主要课题组的工作尽量提及，也可包括申请人的1—3篇前期论文，把自己的名字用粗体（或加下划线）标出。

在此过程中要避免如下情况：一是"糨糊式"的逻辑关系。缺乏对课题主线的深入理解，论述思路混乱，内容繁杂，不能清楚地展示申请人的学术思路。要认真设计，精心思考论述的层次，突出重点内容和逻辑性。二是"综述式"的信息堆砌。简单罗列国内外同行工作历史和现状，没有进行提炼加工，针对性差，不知所云。文献回顾，不是为了介绍文献，而是要在总结文献的基础上发现问题，通过介绍研究进展来为申请人提出的学术观点进行支撑。事无巨细的罗列，反映出申请人欠缺把握关键、提炼重点的能力，也影响同行专家对关键问题的审阅和理解。三是"崇外式"的数据选择。有部分申请人在撰写国内外研究现状时，偏爱列举国外同行的研究进展，而忽视国内研究者的科学发现。目前，国内学者在很多领域已经开展了高水平的工作，有很多出色研究成果，要善于引用，以体现研究现状论述的全面性。同时，也要避免按照"有利性"的原则，只选择那些支持自己观点或假说的文献进行引用，更要避免自说自话，只是以自己的前期研究为依据，忽略主流观点，过多引用未发表的数据。

3）研究目标、研究内容和拟解决的关键问题

（1）研究目标：研究目标是明确本课题的总体研究目的和达到的程度，需解决科学问题或学术问题，要一目了然、明确集中。通常可用几句话描述：通过×××，阐明×××，达到×××目的。避免研究目标太大或太小，文字描述不宜过分炫耀，要切合实际。

（2）研究内容：研究内容是支撑课题最关键、最必要的内容。精心设计研究内容、研究方案，并加以清晰无误的陈述，是基金申请的重要环节之一，经常是成功的关键。撰写时要以科学问题为导向，紧紧围绕研究目标，解决提出的科学问题。因此，研究内容要集中，必须与研究目标紧密一致，虽设计开展不同的实验，但是围绕的都是一个主题，都是从不同的层面、不同的角度去回答课题拟解决的科学问题。具体而言，就是围绕着研究目标，计划开展几个方面的研究？每个方面都进行哪些实验？每部分的实验都有什么目的等。在研究内容的设计上，要科学严谨，各部分研究之间要有内在联系。可把研究目标移至首段给出，以百字左右概述拟达到的目标，与前面的"本项目总体构想"呼应；然后分点列出研究内容，即在理论、实验中要做的事情；紧接着列出其中的关键科学问题，与前面的"亟待解决的问题"相呼应。

要避免以下几个方面的问题：一是设计上有漏洞，研究内容并不能解决提出的科学问题，与研究目标偏离。或者研究内容设计的前提条件或论据不成立，使得后续的研究内容失去意义，因此一定要深入分析科学问题，准确找到解决问题关键，有针对性地设计研究内容。二是研究内容过于简单或过于繁杂，特别是要避免为了增加工作难度和工作量而设计过多的研究内容，不能通过堆砌研究内容增加申请书的分量，这往往会适得其反。因为国家自然科学基金项目的执行期限通常是3—4年，有限的时间，只能实现有限的目标。研究内容过于复杂显然是不现实、不恰当的。一般而言，青年项目的工作量是2—3篇博士论文的内容，而研究内容子项以3—4个为宜。有些申请书树立了近于"老虎吃天"的"宏大目标"，理论分析、数据模拟、实验研究样样都想做，研究的子项有五六个甚至七八个，一望即知，超出了申请人的能力，申请书的评阅人一般不会苟同；即使申请过关，也给自己"套上了枷锁"，在结题时出现麻烦。当然，过于简单的研究内容，也不能达到课题的研究目标。应该根据不同类别课题的资助额度，结合课题提出的拟解决的科学问题的体量，合理地设计研究内容。三是不要把已经完成的前期工作列入研究内容。研究内容应为待解决的问题，是本课题尚未开展的实验内容，已经完成的前期工作或者预实验应放在课题的研究基础部分阐述。四是研究内容的撰写还要避免和研究方案混淆。研究内容是对本课题拟开展的研究工作进行框架性的叙述，不要罗列具体的实验步骤。

（3）拟解决的关键问题：拟解决的关键问题指项目科学问题分解出来的关键、难点之所在。该关键问题解决之后，项目就可以顺利开展下去。关键问题不宜过多，2—3个

为宜，要紧紧围绕可能的突破点展开。关键问题包括本课题的关键理论问题和技术问题，要求把握准确，并且有解决方案。很多申请人在该部分往往只是罗列几个问题，但是没有针对性地提出解决方案，这样是不完善的。撰写拟解决的关键问题的解决方案时的基本思路如下。

上述研究内容、研究目标要解决本研究领域的什么关键科学问题？本研究解决这个问题的逻辑思路是什么？通过怎样的研究设计能够回答关键的理论问题？利用哪些科研条件可以解决关键的技术问题？本研究的实施对回答本领域这个关键科学问题有何意义？课题组是否已掌握核心技术或积累了前期研究经验等？

4）拟采取的研究方案及可行性分析

研究方案包括研究方法和技术路线，是研究内容的具体落实。撰写研究方案时，分点列出相应的研究方法（包括具体的分析手段、实验方案等）；尽可能用框图说明技术路线；接着从技术层面和研究积累层面做可行性分析；对于特色和创新之处，必须有科学概括，力求鲜明生动，突出地、概括地从思路、方法和结果角度罗列阐明本项目与众不同的创新性内容，亦即有前沿性和开创性的工作，避免艰涩深奥的术语堆砌。一些申请书，喜欢长篇罗列一些教科书或文献里的已知结果，这也是毫无意义的，到评审专家那里，只会减分，不会加分。基金申请书是由经验丰富的专家来评审的，他们不需要讲述常识性的内容，写得太细，反而会掩盖了申请书中创新的光芒。理论分析方面，应指出科学途径，主要演绎思路和方法，要具体可行，有独特性。实验方面，实验设计与科学问题的提出之间存在逻辑对应，实验方案和技术路线必须合理、可靠、可行，开展的实验最终能够回答开始提出的科学问题，应提出对仪器设备的要求，清晰说明拟开展实验的关键步骤，对关键实验的结果要有基本的判断，事先准备可能的替代手段和方法；对于其中的难点（关键科学技术问题）要有恰当的表述，并给出拟定的解决方案。此外，研究方案设计中还应特别注意"六忌"：一忌目标过大；二忌内容空洞；三忌措施含糊；四忌路线混乱；五忌缺乏新意；六忌过于具体。

（1）研究方法：一般是本实验室已经建立或具有相关的研究基础，若已经具备切实可行、创新性强的研究方法，能够使得申请书的研究方案增色。使用新技术、新方法固然好，但是方法的创新一定要来自研究需求。不能为了用新技术而开展研究，并非任何的检测指标都要用到最时髦的方法。新技术使用的关键在于能够达到用传统技术手段达不到的目的，并且的确是研究所需要的。

（2）技术路线：用一张或几张图把研究内容及其逻辑关系展示出来，要求做到简明、合理，体现研究内容，并与实验方案对应。技术路线图要以非常简便的形式展示研究方案，切忌太复杂。一般来讲，课题中用一张总的技术路线图即可。如果各部分研究内容的设计较复杂或者观察指标较多，也可以每个部分都附一张技术路线图，以增强对实验设计的理解。

（3）具体的实验方案：要结合技术路线，把研究内容里的各项实验具体化（步骤、分组、对照、重复等）。实验方案要具体，特别是重要参数或指标要体现出来，而且每一步实验的目标要简要说明，关键结果要用多种方法证实。研究方案与研究内容必须吻合，并且不可以简单地罗列方法和实验流程。每部分实验方案的标题最好不用技术方法如细胞培养实验、免疫组织化学实验、蛋白印迹实验等来叙述，而应该与研究内容相对应。研究方案不可过于烦琐或过于简单，尤其是过分简单，需要让评审专家认为申请人对整个实验流程非常清楚，而不只是拷贝了实验方法。另外，实验方案的叙述要专业、准确，要使用规范的术语。

（4）可行性分析：可行性分析是阐述课题能够顺利完成，实现预期目标的重要内容，可以从多个方面进行阐述。①理论可行性，具有成熟的理论基础；②条件可行性，现有的实验技术和条件能保障课题的实施；③研究基础可行性，申请人和课题组成员以往的工作基础扎实，具备完成课题的能力；④团队可行性，申请人及课题组成员科研背景好，各有所长，优势互补。必要时可以寻求有较强实力的合作伙伴，共享对方的软、硬件资源。课题可能遇到的技术难点，容易让人怀疑的研究内容和方案，需要特别说明解决的办法。可行性分析的基本要素见表2-4。

表2-4　可行性分析的基本要素

可行性要素	内容要素
理论可行	理论分析
技术方法可行	研究手段、方法、技术路线分析
基础与条件可行	所用特殊实验材料（试剂）、技术的分析
	预实验结果分析
	对所具备的实验硬件条件进行分析
	对项目组成员搭配及其运用技术方法的能力进行分析

4．项目的特色与创新之处

项目特色是指研究过程中的研究思路、目标、内容、方案、关键问题、可行性、与现有研究相比有哪些不一样。具有不一样的研究意义？还是抓住了不一样的研究问题？还是从不一样的角度研究问题？或者采用了不一样的实验平台和方法？创新之处包含源头创新、跟踪创新、原理创新、方法创新及技术创新，具体而言，指研究结束后会产生哪些新知识（创新）、新理论、新机制、新解释、新功能、新分子、新通路、新靶点、新型相互作用、新方法、新技术、新疗法、新研究平台等。项目的特色与创新之处是申请书的亮点部分，应是国内外研究现状分析中特色或创新论述的提炼和概括。申请人应该非常清楚本课题的特色与创新所在，能够准确凝练，并令人信服。需要高度重视，认真总结。撰写时，表述要简明扼要，讲清申请课题的思路（概念）创新、方法（技术）创新、结果创新之处。虽说源头创新很难，但可以在集成创新方面下功夫。也就是说，针对某个亟待解决的问题，实现多种方法的巧妙组合，采用移植法或借道法（即借用其他学科或问题的处理途径），以综合集成的思路攻克难题。这对于初出茅庐的申请人，不失为一种创新良策。

值得强调的是，创新源自申请人多年知识的积累和对科研动态的洞察。在确定研究方向之后，必须进行充分调研，全面了解课题的近期进展，特别是要了解本领域尚未解决的关键科学和技术问题，选定自己工作的切入点。一些水平不高的申请书，普遍对国内外相关研究进展知之甚少，许多必要的文献未曾浏览，因此，提出的问题较为陈旧，甚至重复别人已经做过的工作；有些设想"剑走偏锋"，纠缠于一些细枝末节；有些问题未经梳理，抓不住其中的要害。这样的申请注定不能成功，必须脱胎换骨。因此，创新的设想必须务实。总体上应把握一点：做前人没有做过的事情，或者做前人虽已做过但未有理想结果的事情，用新思想、新方法来解决新问题是最理想、最值得称道的创新。虽然一般人难以达到这样的境界，但是在设定的工作目标中，至少在思想、方法和结果这三方面有一点是全新的！若三方面都乏善可陈，则必无成功的希望。还应特别注意的是，创新的目标必须适中，在三四年里要完成的项目，要在有限的时间内实现有限的目标。有的申请把创新目标定得太多、太庞杂，很难令人相信其实现的可能性；有的申请好像要做一个大习题，创新程度太小，也很难得到认同。这两个方面的偏差经常是基金项目评审人投否决票的理由。

5．年度研究计划与预期结果

年度计划内容要充实，可作为中期检查依据。一般来讲，年度计划按年度进行设计，与研究内容对应，所有时间都应开展研究。如项目期限为 4 年，可将年度计划分为 4 年 4 个阶段，不需要再按月细分，需注意其可检查性，是为获准后每年写年度进展报告的依据。年度计划应与研究内容对应，所有时间都应开展研究内容，不要单列某几个月或某年只进行数据分析、论文撰写、课题总结等。论文、报告、专利、软件著作权以及人才培养。切记不要写错起止时间，这个问题在以往的申请书中经常出现，这样将不能通过对申请书的形式审查。其研究成果应适中，需要兼顾基础和应用价值，注意成果的多样性，包括：①理论成果，阐明×××，解决×××问题；②发表论文，可以核查的指标（但避免立军令状），青年项目完成发表论文 2—3 篇足矣，可提及其中一半为三大检索收录；③可能产生的专利；④人才培养等。

6．研究基础与工作条件

研究基础是课题立项依据的重要支撑，也是课题可行性的重要保障。扎实的研究基础与先进的工作条件往往让评审专家对课题有较高的认可度。虽然青年项目更加注重课题的创新性，但若有较好的研究基础，则可锦上添花。申请人应该结合自身及课题组长期的工作积累，结合本课题的研究内容精心准备该部分的内容。

1）研究基础

研究基础指申请人和项目组主要成员与本项目有关的研究工作积累以及已取得的研究工作成绩（不是指所在单位研究集体或者导师的工作），以便向评审人提供足够的客观证据来说明本项目实施建立在可靠和可行的基础上，其目标是有把握完成的。建议先介绍课题申请人已取得的研究工作成绩——获奖、发表论文、已经产生的专利、人才培养等。随后介绍与本课题直接相关的预实验结果（一般尚未发表），这可能是本课题立项依据的重要支撑；与本课题直接相关的前期研究结果（一般已经发表），体现课题研究的连续性（应有文献标注）；与本课题间接相关的前期工作基础（一般已经发表），体现申请人的实力，为本课题提供理论、技术、人才等支撑（应有文献标注）。特别注意，未发表的文章不必列出。如果没有直接的工作基础，也只好给出间接的基础，即概要描述自己过去曾经做过什么工作，取得过什么结果，但这些叙述只能提供间接证明，让评审人了解申请人的科研能力和素质。整体的要求为：突出重点，避免罗列；尽量翔实，充分展示；善于挖掘，巧妙组织；图文并茂，逻辑性强；言之有据，文献支撑。

2）工作条件

工作条件包括已具备的实验条件、尚缺少的实验条件和拟解决的途径，以及利用国家重点实验室和部门重点实验室的计划与落实情况。应该围绕拟开展的研究工作和研究思路，重点列出本课题组的软硬件支撑，给出必需的实验仪器和设备条件，不需要面面俱到地罗列高、精、尖"武器"。若不具备工作中所涉及的个别工作条件，则需要说明通过什么途径加以解决和落实。可从院校、科室实验室及协作单位方面逐级深入阐述所具备的雄厚研究实力。主要是：仪器设备、关键性的试剂药品、合格的实验动物（来源、品系和等级）；已有的协作条件、原材料及加工条件；相关资源，如单位其他实验室条件。

3）正在承担的与本项目相关的科研项目情况和完成国家自然科学基金项目情况

这部分是要证明申请人具备主持科研项目的经历和能力，而且工作具有延续性，因此要强调与本课题的关系。但同时也要明确指出与以往课题的区别，避免被认为与现有课题类似。评审专家可以随时查阅已获得资助的课题，必须实事求是地阐述。

7. 申请人简历

申请人简历包括申请人的学历和研究工作简历，近期已发表与本项目有关的主要论著目录和获得学术奖励情况等。论著目录要求详细列出所有作者、论著题目、期刊名或出版社名、年、卷（期）、起止页码等；奖励情况也须详细列出奖励名称等级、授奖年等。这部分自 2015 年起独立出正文部分，要单独上传。需要按照模板完成，特别是研究成果的署名等信息，要准确无误，切忌弄虚作假。撰写时可以分段实事求是地说明：学习工作简历（列表），以及已获何种成绩（含承担过的科研项目总数和清单、由近及远列出个人论文总篇数及与申请有关的篇数和篇名等，青年项目有 3—5 篇足矣）。突出你的种种优势，使人相信此类项目非你莫属，由你来做最合适；但也要避免列出本人太多的成果，不然会有人质疑，该做的都做完了，为什么还来申请？

8. 经费预算

1）总体要求

青年项目采取定额补助方式资助，申请人要严格按照中央文件精神和《国家自然科学基金资助项目资金管理办法》《财政部国家自然科学基金委员会关于国家自然科学基金资助项目资金管理有关问题的补充通知》《国家自然科学基金委员会关于国家自然科学基金资助项目资金管理的补充通知》《国家自然科学基金委员会财政部关于进一步完善科学基金项目和资金管理的通知》《国家自然科学基金项目预算表编制说明》等的要求，认真如实编报项目预算。预算编报要坚持"目标相关性、政策相符性、经济合理性"的基本原则，所有预算支出科目、支出项目和支出标准等都要符合上述 3 个基本原则的精神。编报时主要填写《国家自然科学基金项目预算表（定额补助）》和《预算说明书（定额补助）》两个表格。前者主要是填写直接费用金额、各科目预算情况。直接费用各科目均无比例限制，由申请人根据项目研究需要，按照有关科目定义、范围和标准等如实编列。后者填写对项目预算表中各科目预算所做的必要说明，以及对合作研究是否外拨资金、外拨资金金额，单笔总额超过 10 万元（含）的设备费、测试化验加工费等内容所做的必要说明。

2）预算科目

国家自然科学基金项目资金预算科目分为直接费用和间接费用。其中，项目申请人只编报直接费用预算，间接费用按依托单位单独核定，即申请人在申请时可不填报间接经费。直接费用分为设备费、业务费、劳务费，具体包括：

（1）设备费：指在项目研究过程中购置或试制专用仪器设备，对现有仪器设备进行升级改造，以及租赁外单位仪器设备而发生的费用。青年项目建议尽量不出现设备费。

（2）材料费：指在项目研究过程中消耗的各种原材料、辅助材料、低值易耗品等的采购及运输、装卸、整理等费用。重要部分，占比达50%—60%（有测序、流调等费用的项目例外）。

（3）测试化验加工费：指在项目研究过程中支付给外单位（包括依托单位内部独立经济核算单位）的检验、测试、化验及加工等费用。若项目包括测序等费用，那么这一部分费用比例还是不低的。当然，即便有测序，也不能太多。一个青年项目，光测序就十几万元，肯定是不太合适的。

（4）燃料动力费：指在项目研究过程中相关大型仪器设备、专用科学装置等运行发生的可以单独计量的水、电、气、燃料消耗费用等。可有可无，对整体影响不大，根据实际情况填写即可。

（5）差旅/会议/国际合作与交流费：指在项目研究过程中开展科学实验（试验）、科学考察、业务调研、学术交流等所发生的外埠差旅费、市内交通费用；为了组织开展学术研讨、咨询以及协调项目研究工作等活动而发生的会议费用；项目研究人员出国及赴港澳台、外国专家来华及港澳台专家来内地工作的费用。一般只要不超过直接费用10%的，不需要提供预算测算依据。但有的项目需要国际交流，则费用通常会超过直接经费的10%。按照国家自然科学基金规定，超过直接经费的10%，需要提供预算测算依据。这个问题还要根据各单位情况具体来定（有的单位是要求不管多少比例，都要提供预算测算依据）。该部分按照实际情况填写即可。

（6）出版/文献/信息传播/知识产权事务费：指在项目研究过程中，需要支付的出版费、资料费、专用软件购买费、文献检索费、专业通信费、专利申请及其他知识产权务等费用。

（7）劳务费：指在项目研究过程中支付给参与项目研究的研究生、博士后、访问者以及项目聘用的研究人员、科研辅助人员等的劳务费用，以及项目聘用人员的社会保险补助费用。有的申请人希望多写一些，而有的却希望少写一点。尽管现在，国家自然科学基金对此已经没有比例上的限制，但还是建议不要写太多。建议一般不超过30%。当然，若是有特殊需要的，则按照具体情况来填写。

（8）专家咨询费：指在项目研究过程中支付给临时聘请的咨询专家的费用。可有可无，根据实际情况填写。

（9）其他支出：指在项目研究过程中发生的除上述费用之外的其他支出。一般不写。

预算数据以"万元"为单位，精确到小数点后面两位。各类标准或单价以"元"为单位，精确到个位。外币需按中国人民银行公布的即期汇率折合成人民币。在计划书填报阶段，项目预算表中直接费用各科目金额原则上不应超过申请书各科目金额。在项目执行过程中，除设备费总额调增以外的直接费用各科目预算如需调整的，由项目负责人提出申请，报依托单位审批。

五、细枝末节见成败

作为一份优质申请书，仅仅保证内容一流是不够的，形式的优美与否，有时也会决定申请的成败。一般说来，如果申请书写得赏心悦目，夺人眼球，总会争得好一点的"印象分"，进而在同一水平的申请竞争中胜出，那么，如何做到形式清新、引人入胜呢？需要注意如下细节。

（1）字体恰当：忌用蝇头小字，建议通篇用小四号字（除摘要等不可改变之处）[①]。最好用楷体或仿宋体，以做到有别于表格中原有的宋体；重点内容可加粗、加下划线，用其他颜色。

（2）适当分点：充分利用小标题，尽可能分点描述（但也不宜层层列点）；忌用过长的自然段（通篇用很长的自然段阅读时会引起视觉疲劳），每段最好不超过 6 行。

（3）图文并茂：适当运用插图，特别是在叙述研究方案和技术路线时，用流程图是一种可取的方式；描述研究背景和已有成果时可用合适的照片、图表、曲线（如有代表性和权威性的图表，已拥有的设施，已有成果中的曲线等）。

（4）文字简明：尽可能做到叙述通顺，简明生动，恰如其分；深入浅出，用浅显的语言阐释深奥的原理，忌用过多的生僻术语；少用缩略语，必须用缩略语时，在首次出现处标出英文全称和译文（个别无通用译文时除外）；忌用机翻语言；切忌啰唆重复或词不达意；遣词用句不求华丽花哨，但应使人读来有兴致。

（5）言之有物：用事实和数据说话，不说空洞的大道理；讲究叙述的逻辑性和说服力。

（6）详略有致：注意总体布局，应详述的部分要说得透彻；不宜列出太细的细节。

（7）注意规范：文献引用、论文列表等应做到形式上自洽、统一；术语必须规范化（名从主人），对新近出现的术语应列出原文。

（8）注意保密：必须注意保护自己的知识产权，有些诸如关键演绎步骤、实验手段、制剂配比等不宜和盘托出，要写得看起来具体，但又不暴露关键性秘密。

（9）反复修改：写完申请书不要匆忙上交，反复通读修改几遍，做到基本上无懈可击；可让合作者或朋友中文字功夫较好的进行润饰，也可求教于长者或经验丰富的"中标"者。

总而言之，一份优秀的基金申请书是千锤百炼地打造出来的，整个撰写过程，对申请人而言是绝好的磨炼和学习机会。

六、科研诚信要坚守

科研诚信是科技创新的基石和科学研究的生命所在，是科研人员必须遵循的首要道德准则。国家自然科学基金对项目申报过程中有关科研诚信的要求也十分细致严格，应当视作"底线""红线"，绝不跨越触碰。

1. 关于个人信息

（1）科学基金项目应当由申请人本人申请，严禁冒名申请，严禁编造虚假的申请人及主要参与者。

（2）申请人及主要参与者应当如实填报个人信息并对其真实性负责。同时，申请人还应当对所有主要参与者个人信息的真实性负责。严禁伪造或提供虚假信息。

（3）申请人及主要参与者填报的学位信息，应当与学位证书一致；学位获得时间应当以证书日期为准。

（4）申请人及主要参与者应当如实、准确填写依托单位正式聘用的职称信息，严禁伪造或提供虚假职称信息。

---

① 为了便于阅读，本书各项另有设置。

（5）无工作单位或所在单位不是依托单位的申请人应当在申请书基本信息表中如实填写工作单位和聘用信息，严禁伪造信息。

（6）申请人及主要参与者应当如实、规范填写个人履历，严禁伪造或篡改相关信息。

（7）申请人应当如实填写研究生、博士后导师姓名，不得错填、漏填。

2. 关于研究内容

（1）申请人应当按照"指南"、申请书填报说明和撰写提纲的要求填写申请书报告正文，如实填写相关研究工作基础和研究内容等，严禁抄袭剽窃或弄虚作假，严禁违反法律法规、伦理准则及科技安全等方面的有关规定。

（2）申请人及主要参与者在填写论文、专利和奖励等研究成果时，应当严格按照申请书撰写提纲的要求，规范列出研究成果的所有作者（发明人或完成人等）署名，准确标注，不得篡改作者（发明人或完成人等）顺序，不得隐瞒共同第一作者或通讯作者信息，不得虚假标注第一作者或通讯作者。

（3）申请人及主要参与者应严格遵循科学界公认的学术道德、科研伦理和行为规范，涉及人的研究应按照国家、部门（行业）和单位等要求提请伦理审查；不得使用存在伪造、篡改、抄袭剽窃、委托"第三方"代写或代投以及同行评议造假等科研不端行为的研究成果作为基础申请国家自然科学基金项目。

（4）不得同时将研究内容相同或相近的项目以不同项目类型、由不同申请人或经不同依托单位提出申请；不得将已获资助项目重复提出申请。

（5）申请人申请国家自然科学基金项目的相关研究内容已获得其他渠道或项目资助的，须在申请书中说明受资助情况以及与所申请国家自然科学基金项目的区别和联系，不得将同一研究内容向不同资助机构提出申请。

3. 其他有关要求

（1）依托单位与合作研究单位要贯彻落实中共中央办公厅、国务院办公厅《关于进一步加强科研诚信建设的若干意见》《关于进一步弘扬科学家精神加强作风和学风建设的意见》的具体部署，按照《科技部自然科学基金委关于进一步压实国家科技计划（专项、基金等）任务承担单位科研作风学风和科研诚信主体责任的通知》的要求，建立和完善科研诚信教育、管理监督制度，加强对申请材料审核把关，杜绝夸大不实、弄虚作假等行为。

（2）申请人应当将申请书相关内容及科研诚信要求告知主要参与者，确保主要参与者全面了解申请书相关内容并对所涉及内容的真实性、完整性及合规性负责。

（3）申请人与主要参与者、依托单位与合作研究单位在提交项目申请前应当分别按要求做出相应承诺，不从事任何可能影响国家自然科学基金评审公正性的活动，并在项目申请和评审过程中严格遵守承诺。

七、自信乐观好心态

最后，来谈谈应该以怎样的心态来申请国家自然科学基金项目。简单地说，应该积极平和、坚韧不拔，不以物喜、不以己悲，以越战越勇的状态、百折不挠的精神争取申请成功。

申请国家自然科学基金项目的竞争异常激烈，医学科学部、生命科学部青年项目的资助率不足20%，也就是说，每5份申请，就有4份要遭淘汰，申请失败是寻常事。因此，申请国家自然科学基金项目之时，就应对于可能遭遇的失败做足思想准备——争取成功，允许失败。即便是失败了，也不要灰心丧气，总结教训，来年再战，不达目的，决不罢休！

在经验教训总结上，一方面，认真判读"不批准书"。国家自然科学基金委员会通常在每年8月把未批准立项的有关评议材料发给申请人，对此，应如获至宝般捧读，尤其注意同行评议人的意见。仔细想想：他们抓了你的申请书的什么"岔子"？是否带有根本性？是否切中要害？自己在短期内能否弥补？怎样弥补？然后有针对性地进行努力。另一方面，确定新一轮申请的战略战术。倘若评议人的否定意见是枝节性的，说明此项申请离成功只有半步之遥。立项依据写得不够清楚的，加以改进；研究目标过大或过小的，加以调整；研究方案不够具体的，加以补充；研究基础较弱的，努力做新的工作，最好先申请省级的相关小项目，做足预先研究。只有创新性不足的最难弥补，需要加倍努力，找出更好的切入点。若评议人认为申请书的研究方向陈旧，必须予以仔细考虑，倘若接受评议意见，就需要改弦易张了，一般在两年之后再考虑新一轮的申请。在同一研究方向上连栽三次"跟斗"，也应该考虑需要更换题目了。

总而言之，不要把国家自然科学基金看得高不可攀。申请是公平的，大家都靠申请书竞争，拿实力比拼，必须相信自己的创意，花大力气做好申报的各项工作。 以上仅供参考，衷心祝愿各位能在国家自然科学基金申请中满载而归！

附：国家自然科学基金申请书自查表

请项目申请人认真审查（以下所列仅供参考但不仅限于），并在"□"处打√，与本项目无关的请打 ×		
总体情况 申请书为2021年最新版，有"NSFC 2021正式版"水印字样 (填写前先阅读填报说明和撰写提纲)		
1	（1）申请人应当根据要解决的关键科学问题和研究内容，选择科学问题属性，并在申请书中阐明选择该科学问题属性的理由（800字以内，含标点符号）。 （2）不在试点分类评审范围内项目的申请人，也需要选择科学问题属性。	□
2	申请人资格〔具有高级职称或博士学位；中级及以下职称人员（非博士研究生）需提供2名同领域高级职称专家推荐；在职研究生需有导师同意函，说明申请项目与其学位论文的关系；非全职聘用人员需提供聘任合同复印件并在申请书中明确本校聘任岗位、聘任期限和每年工作时间；在站博士后只能申请面上和青年项目，博士后获资助后不得变更依托单位〕。	□
3	（1）填写申请书之前，需先维护个人信息，包括项目主要参与者的信息（在读研究生除外），在职人员必须填写个人简历。 （2）申请人个人简历必须在线填写，主要参与者个人简历下载参与者简历最新模板，填写后上传（务必和参与者确认无误）。	□

续表

4	（1）申报青年项目年龄（以 2021 年为例）：男性 1986 年 1 月 1 日（含）以后出生，女性 1981 年 1 月 1 日（含）以后出生。 （2）申报优青年龄（以 2021 年为例）：男性 1983 年 1 月 1 日（含）以后出生，女性 1981 年 1 月 1 日（含）以后出生。	□
5	超项自查： （1）除特别说明外，申请当年资助期满的项目不计入申请和承担总数范围。 （2）高级职称（职务）总数限 2 项（参加＋主持，2019 年及以前项目只计算主持人身份，参与的在研项目不计入限项，2020 年开始参与和主持均计算入限项）。 （3）非高级职称（职务）的青年科学基金项目负责人在结题当年（2021 年 12 月结题）可申请面上项目。 （4）非高级职称（职务）主持限 1 项，参与不限项。 （5）申请人同年只能申请 1 项同类型项目。	□
6	申请人没有作为负责人或申请人正在承担国家社会科学基金项目或当年申请国家社会科学基金项目。	□
7	本年度申请书全部采用无纸化，申请阶段无须签字盖章，但需准确填写参与者姓名、合作单位名称。若立项后发现参与者姓名写错或合作单位名称与公章不符而导致撤项，责任自负。 （注意：由于申请阶段无纸化，此处容易出错！！）	□
	基本信息部分	
8	申请人身份证号码、职称、年龄、学位等信息保证无误（请勿使用军官证号）。	□
9	个人通讯地址：*** 省（自治区）*** 市 *** 路 *** 号。	□
10	工作单位：*** 大学 /*** 医院等（不要填写具体科室）。	□
11	主要研究领域：一定要填写（如心肌保护机制研究）。	□
12	申请书研究期限的起始时间和终止时间明确到日： 申请书中的起始时间一律填写 20**-01-01，终止时间按照各类型项目资助期限的要求填写 20**-12-31（"指南"特殊说明的除外）。 青年项目 20**-01-01—20**-12-31。	□
13	"申请代码"准确无误，填到最后一级（4 位数字）。	□
14	资助类别、亚类说明准确无误。	□
15	仔细阅读"指南"中所申报学科的具体要求，确保申请代码是本学科"指南"资助范畴。	□
16	中文关键词前两个词务必从系统提供的词中选择。	□

续表

17	每年工作时间：项目负责人建议 8—10 个月，其他人建议写 6 个月，高级职称不多于 5 个月。	☐
18	（1）主要参与者中如有依托单位以外的人员（包括研究生，不包括境外人员），即视为有合作单位，需填写合作单位信息（合作单位不能超过 2 个）。有合作单位的应当在计划书提交之前签订合作协议（申请时无须提交），但在预算说明书对外拨经费进行单独说明。 （2）无外拨经费的项目可以不签订合作协议，但须在预算说明书里明确。	☐
19	项目组主要成员一栏不要填写任何内容（置空）。	☐
20	（1）申请人在填写本人及主要参与者姓名时，姓名应与使用的身份证件一致；姓名中的字符应规范。 （2）申请人与参加人员身份证号码、职称、年龄、学位等信息要准确无误，均应当使用唯一二代身份证件申请项目。曾经使用其他身份证件作为申请人或参加并获得过项目资助的，应当在申请书中说明，否则按不端行为处理。	☐
21	（1）项目组成员身份证号码、工作单位、职称、年龄、学位等信息准确无误。 本单位人员单位名称：*** 大学 /*** 医院。 （2）参与者中有境外人员的，请上传该境外人员签字的知情同意函作为附件。 注意：申请书提交后基金系统会自动发给参与者确认邮件，是否确认该邮不做必须要求。	☐
22	—	☐
23	2021 年回避专家的姓名和单位可直接在系统中的基本信息内填写。	☐

资金预算表

注意：申请人只需填报直接费用。经费预算表中的经费单位均为"万元"。

24	请使用新模板填写经费预算表，预算说明书必须采用给定模板。模板特征：有外框。	☐
25	预算说明书是项目资金预算的一部分，必须按照规定内容逐项、详细编写。各项支出应详细阐述主要用途和测算理由；体现单价、数量和总额。	☐
26	直接费用建议额度： 青年基金：24.00 万元（固定）。	☐
27	直接费用： 请务必在"预算编制要求"明确可开支的范围内编制预算。原则上不得列支办公设备、办公用品、手机通信、办公网络、汽车加油等费用，各明细预算项请按照学校及国家相关标准测算。	☐
28	设备费：单价≥ 10.00 万元的设备费必须详细说明必要性和相关性；设备费不能列支常规通用的仪器设备及办公、生产设备等。	☐

29	出版 / 文献 / 信息传播 / 知识产权事务费不能列支通用的操作系统、办公软件、普通手机、电话通信费、网络费和专利维护费等。	☐
30	材料费不能列支通用的办公材料和办公用品。燃料动力费不列支。	☐
31	劳务费是指在项目研究过程中支付给项目组成员中没有工资性收入的在校研究生、博士后和临时聘用人员的劳务费用，以及临时聘用人员的社会保险补助费用，请根据实际人数情况填写。建议不要超过直接费用的30%。	☐
32	差旅 / 会议 / 国际合作费不超过直接费用10%的，不需要提供预算测算依据；超过直接经费10%的项目，请在预算说明书中详细说明。	☐
33	专家咨询费指在项目研究过程中支付给临时聘请的咨询专家的费用，标准按有关规定执行。	☐
34	有合作单位的，必须说明合作单位研究内容、合作研究外拨资金情况。经双方协商约定不外拨资金的合作研究可以不签订合作研究协议（或合同）、不分别编制预算，并在预算说明书中予以明确。	☐
35	预算说明书必须填写！ （1）预算说明书中的金额必须与预算表格中完全一致。（容易出错！！） （2）对各项支出的主要用途和测算理由及合作单位的任务分工，经费分配等内容进行详细说明。	☐
报告正文及简历部分		
36	下载系统中报告正文"Word模板"填写，正文部分无遗漏，内容规范、真实；不能删除"报告正文"四字，不能删除正文提纲各标题及后面括号中的蓝色说明字体。	☐
37	提纲必须全部包含，不得任何缺项；若无内容，必须保留提纲，在提纲下面填写"无"。	☐
38	正文请合理增加小标题，层次分明，注意字体、字号、全角、行间距、段间距的一致性，力求清晰美观。合理利用颜色、加粗、下划线等突出重点，使专家方便审阅申请书。	☐
39	立项依据参考文献书写规范——《信息与文献 参考文献著录规则》（GB/T 7714—2015）。建议参考文献中有多篇最新发表的本学科主流期刊文章。	☐
40	技术路线最好使用图文结合的方式，特色和创新之处不宜过多，一般不超过3点。	☐
41	年度研究计划：最易出错！！重点检查！！ 年度研究计划时间与基本信息表研究期限一致，不得跨年度，起止时间与"基本信息"一致。	☐
42	正在承担的科研项目情况已按要求注明项目的名称和编号、经费来源、起止年月、负责的内容等。（承担科研项目不需要写承担的校级或者各单位助推项目！！！）	☐

43	申请人负责的前一个已结题国家自然科学基金项目（项目名称及批准号）完成情况、后续研究进展及对与本申请项目的关系进行详细说明，并另附该已结题项目研究工作总结摘要（限 500 字）和相关成果的详细目录。	□
44	要有申请人和主要参与者的简历（在读研究生除外），简历按时间倒序；要将"研究成果"纳入申请人和参与者"个人简历"中。	□
45	申请人及参与者在填写论文、专利和奖励等研究成果时，严格按照申请书撰写提纲的要求，规范列出研究成果的所有作者署名，准确按要求标注，不得篡改作者顺序，不得虚假标注第一或通讯作者。学术论文情况要求列出全部作者姓名（申请书中按照论文发表时作者顺序著录。此处略有变动，按 GB/T 7714—2015 著录规则，作者 4 人以上只著录前 3 人，之间加","，后加"等"或"et al"）、论文题目、杂志名称、发表年代、卷期以及起止页码（摘要论文、会议论文等请加以说明）；个人简历中代表性论著只要提供 5 篇，论文作者姓名后注明第一／通讯作者情况：所有共同第一作者均加注上标"#"字样，通讯作者及共同通讯作者均加注上标"*"字样，唯一第一作者且非通讯作者无须加注；所有代表性研究成果和学术奖励中本人姓名加粗或加下划线显示。	□
46	曾有博士后研究经历，要列出合作导师姓名，并列入工作经历中。博士后不是教育经历。	□
47	简历： （1）申请人简历由系统自动生成，含个人简介信息、承担项目情况和个人研究成果。 （2）参与者（除研究生外）都必须上传简历。请下载最新的参与者简历模板，注意一定要写参与者姓名（本年度简历模板遗漏"姓名"）。 （3）简历中硕士研究生、博士研究生、博士后、访问学者阶段的导师姓名一定要写，经历按时间倒序排列。（易出错！） （4）代表性研究成果和学术奖励情况：①代表性论著（包括论文与专著，合计 5 项以内）；②论著之外的代表性研究成果和学术奖励（合计 10 项以内）（请勿再列论文和专著）。	□
48	申请人或参与者有以下情况的，应在其他需要说明的问题部分注明： （1）同年申请其他类型项目的。 （2）高级职称申请人或参与者同年申请或者参与申请各类基金项目的单位不一致的。 （3）高级职称申请人或参与者与正在承担的各类基金项目的单位不一致的。	□
49	如没有特别需要说明的，请写"无"，不需删除。	□
50	申请人需在提交的电子版申请书附件中提供不超过 5 篇与申请项目相关的代表性论著的 PDF 文件（仅附申请人的代表作），涉及伦理、生物安全的还需附相应附件。	□

续表

	附件（全部电子化）	
51	高级职称以下且未获得博士研究生学位的申请人：须提供 2 位高级专业技术职务同行专家推荐信（用国家自然科学基金委员会的推荐信模板），推荐者亲笔签字后上传。	☐
52	在职研究生申请：须附导师同意函（用国家自然科学基金委员会同意函模板）。若导师同时出具推荐信，需独立出具，不得与同意函合并。	☐
53	已按照撰写提纲要求上传电子版附件材料（5 篇和项目申请相关的代表论文 / 奖励 / 专利 / 大会报告等，详见各类项目撰写提纲要求）。	☐
54	无工作单位或所在单位不是依托单位的申请人与申请项目依托单位签订的书面合同。	☐
55	—	☐
56	对于涉及伦理学的研究项目，要求申请人在申请书中提供本院伦理委员会的证明（伦理委员会统一签发）。项目申请涉及科技安全（如生物安全、信息安全等）的相关问题，申请人应当严格执行国家有关法律法规，在申请书中提供依托单位对于生物安全等的保障承诺；对于如利用基因工程生物等开展的研究工程，要求写明其来源，如需要由其他实验室赠予，需提供对方同意赠予的证明，且已作为附件上传。	☐
57	医学科学部：申请人需在申请书附件中提供不超过 5 篇与申请项目相关的代表性论著的 PDF 文件（仅附申请人的代表作）。重点项目需上传 PDF 全文。	☐
58	—	☐

根据往年经验，下述情况会被初筛掉。

（1）申请代码错误（对申请代码有疑问的，可事先向国家自然科学基金委员会相关科学部科学处咨询）。

（2）在职研究生，未单独提供导师同意函（即使具有高级职称的在职研究生也须提供导师同意函）。

（3）缺推荐信（申请时未获得博士研究生学位、非高级职称）或提供的同行推荐人没有注明单位、专业和职称。

（4）研究起止年月没有按照国家自然科学基金委员会规定。

（5）未正确填写资助类别 / 亚类说明 / 附注说明（申请前请仔细参阅"指南"）。

（6）申请书内容不全，如面上项目缺项目组成员简历（须根据撰写提纲撰写）。

（7）未按要求提供申请人负责的前一个已结题基金项目相关成果的详细目录。

（8）基本信息表中的职称信息与个人简历中的职称不一致。

（9）上传草稿版，非印有"NSFC 2021 正式版"版本。

（10）伦理审核后，更换项目书名称，最终致伦理审核名称与项目名称不符。

引用参考和吸纳借鉴：①《2021 年度国家自然科学基金项目指南》；②空军军医大学《国家自然科学基金申请书撰写指导手册（2021 年度）》；③空军军医大学口腔医院《国家自然科学基金申请书撰写入门》；④空军军医大学（第四军医大学）各级相关领导、专家教授和科研管理人员的实践经验和宝贵建议；⑤网络论坛和问答软件经验分享类精华帖的相关内容。

（杨义帆）

第二部分

精神分裂症

第三章 基于影像组学策略的精神分裂症脑标记物及预后预测的 fMRI 研究

要点提示：

1. 基于影像组学策略的精神分裂症（schizophrenia, SZ）脑标记物及预后预测的功能磁共振成像（functional magnetic resonance imaging, fMRI）研究，有望为临床决策提供依据，具有重要的科学意义和潜在的临床价值。

2. 针对这份申请书，评议意见主要提出科学问题或假说不够明确，值得重点关注。

3. 申请书撰写建议包括注重团队力量、精读专家意见、兼顾形式与内容。

第一节 申请书

因申请书是通过国家自然科学基金网络信息系统（https://isisn.nsfc.gov.cn/egrantweb/）填报并自动生成文件，在此格式细节有所调整，但内容保持一致。

申请代码	H1802
接收部门	
收件日期	
接收编号	8180070266

国家自然科学基金

申 请 书

（2018版）

资助类别：青年科学基金项目

亚类说明：

附注说明：

项目名称：基于影像组学策略的精神分裂症脑标记物及预后预测的 fMRI 研究

申 请 人：崔龙彪　　　　　电 话：******

依托单位：******

通讯地址：******

邮政编码：******　　　　　单位电话：******

电子邮箱：cui_fmmu@163.com

申报日期：2018-02-01

国家自然科学基金委员会

基本信息

	姓名	崔龙彪	性别	男	出生年月	******	民族	汉族
申请人信息	学位	博士	职称	讲师		每年工作时间/月		10
	是否在站博士后	否			电子邮箱	cui_fmmu@163.com		
	电话	******		国别或地区		中国		
	个人通讯地址			******				
	工作单位			******				
	主要研究领域			精神疾病功能磁共振成像研究				

	名称	******	
依托单位信息	联系人	******	电子邮箱 ******
	电话	******	网站地址 ******

合作研究单位信息	单位名称

	项目名称	基于影像组学策略的精神分裂症脑标记物及预后预测的 fMRI 研究	
项目基本信息	英文名称	Radiomics strategy-based fMRI study on brain markers and prediction for prognosis of schizophrenia	
	资助类别	青年科学基金项目	亚类说明
	附注说明		
	申请代码	H1802.fMRI 与脑、脊髓功能异常检测	
	基地类别		
	研究期限	2019-01-01—2021-12-31	研究方向：MRI（脑：精神异常）
	申请直接费用	30.00 万元	

中文关键词	影像组学；功能磁共振成像；精神分裂症；标记物；预测
英文关键词	Radiomics; Functional magnetic resonance imaging; Schizophrenia; Marker; Prediction

中文摘要

　　精神分裂症（SZ）严重危害人类健康，其临床诊断与治疗选择亟须能够反映其神经生物学基础的、客观的、可量化的、特异性的生物标记物指导。包括申请人前期发现在内的大量功能磁共振成像（fMRI）研究为揭示 SZ 的神经机制提供了充足证据，然而其生物标记物的研发明显滞后。影像组学的发展为解决这一难题带来希望。但是，运用影像组学策略能否发现并优化用于 SZ 识别及预后预测的脑结构与功能标记物尚不清楚。申请人最新的研究发现，基于影像组学策略，无论训练集还是验证集，脑功能连接特征均可准确地识别 SZ 患者，或可作为 SZ 诊断的脑标记物。在此基础上，本项目拟围绕 SZ 脑标记物及其预测预后潜能，跟踪随访患者对治疗的反应，运用影像组学研究策略与技术，重点探索基于 fMRI 的反映其神经生物学基础的特异性生物标记物，深入挖掘 SZ 患者治疗反应及功能结局的预测性脑生物学指标，有望为临床决策提供依据，具有重要的科学意义和潜在的临床价值。

英文摘要

　　Schizophrenia (SZ) is a severe psychiatric disorder that has a profound effect on human health. Clinical practice requests guidance of some objective, quantitative and specific biomarker reflecting its neurobiological substrates for diagnosis and treatment selection. Functional magnetic resonance imaging (fMRI) studies including our previous findings have accumulated increasing evidence for the neural mechanism of SZ, but the research and development of biomarkers for SZ has lagged behind. To this end, radiomics is an alternative and promising approach. However, whether utilizing radiomics strategy to identify and optimize the structural and functional biomarkers for identifying SZ and predicting prognosis remains unclear. Most recently, based on radiomics strategy, our study showed accurate disease definition for SZ by functional connectivity in both training and testing data sets, which could be considered as biomarker for SZ diagnosis. On the basis of these works, our current project aims to concentrate on brain markers and prediction for prognosis of SZ, observe treatment response in patients during follow-up, explore fMRI-based specific biomarkers reflecting its neurobiological underpinnings and delve into the predictive biological indicators of the brain for treatment response and functional outcome in SZ patients using radiomics strategy and techniques. This project will provide evidence for clinical decision making, holding important scientific significance and potential clinical value.

项目组主要参与者（注：项目组主要参与者不包括项目申请人）

编号	姓名	出生年月	性别	职称	学位	单位名称	电话	电子邮箱	证件号码	每年工作时间/月
1	席一斌	******	男	主治医师	硕士	*******	*******	*******	*******	6
2	郭钒	******	女	主治医师	博士	*******	*******	*******	*******	6
3	黄鹏	******	男	讲师	博士	*******	*******	*******	*******	6
4	蔡敏	******	男	主治医师	博士	*******	*******	*******	*******	6
5	刘文明	******	男	主治医师	学士	*******	*******	*******	*******	6
6	李陈	******	男	医师	硕士	*******	*******	*******	*******	6
7	田萍	******	女	医师	硕士	*******	*******	*******	*******	6
8	王柳仙	******	女	硕士研究生	学士	*******	*******	*******	*******	10
9	王兴瑞	******	男	硕士研究生	学士	*******	*******	*******	*******	10

总人数	高级	中级	初级	博士后	博士研究生	硕士研究生
10		6	2			2

国家自然科学基金项目资金预算表（定额补助）

项目申请号：8180070266　　　项目负责人：崔龙彪　　　金额单位：万元

序号	科目名称	金额
	（1）	（2）
1	一、项目直接费用	30.00
2	1.设备费	0.50
3	（1）设备购置费	0.00
4	（2）设备试制费	0.00
5	（3）设备改造与租赁费	0.50
6	2.材料费	1.00
7	3.测试化验加工费	14.00
8	4.燃料动力费	0.00
9	5.差旅/会议/国际合作与交流费	4.00
10	6.出版/文献/信息传播/知识产权事务费	4.00
11	7.劳务费	6.00
12	8.专家咨询费	0.50
13	9.其他支出	0.00
14	二、自筹资金来源	0.00

预算说明书（定额补助）

（请按《国家自然科学基金项目资金预算表编制说明》中的要求，对各项支出的主要用途和测算理由及合作研究外拨资金、单价 ≥ 10.00 万元的设备费等内容进行详细说明，可根据需要另加附页。）

1. 设备费　0.50 万元

对现有仪器设备，如 MRI 数据处理工作站（数据处理分析专用计算机）等，进行升级改造，以及租赁外单位仪器设备，费用约 0.50 万元。

2. 材料费　1.00 万元

磁共振数据及临床数据收集、存储等相关耗材约 1.00 万元。

3. 测试化验加工费　14.00 万元

支付给外单位的 MRI 数据处理分析费用：100 例患者与 100 例健康对照，共 200 例被试，每例被试数据处理费约 400 元，共计 200 元 / 例 ×400 例 = 8.00 万元；患者被试费 400 元 / 例，共计 400 元 / 例 ×100 例 = 4.00 万元，健康对照被试费 200 元 / 例，共计 200 元 / 例 ×100 例 = 2.00 万元。

4. 燃料动力费　0.00 万元

5. 差旅 / 会议 / 国际合作交流费　4.00 万元

开展科学实验、参加学术会议等产生的费用，按平均每年参加 1 次国内学术会议、3 年共 3 次、每次约 2 人计算。其中交通费：2000 元 /（人·次），共计 1.20 万元；会议注册费：1000 元 /（人·次），共计 0.60 万元；食宿费：1000 元 /（人·次），共计 0.60 万元。差旅费合计 2.40 万元。其间，课题组成员出国合作交流 1 次，按 1 人 1 次 4 天计算，交通费约 1.00 万元，食宿 1500 元 / 天，国际合作交流费合计 1.60 万元。

6. 出版 / 文献 / 信息传播 / 知识产权事务费　4.00 万元

按照每篇文章版面费平均 8000 元计，本项目拟发表论文 3 篇，共计 2.40 万元；申请专利 1 项，费用 1.00 万元；其他资料费、专用软件购买费、文献检索费等 0.60 万元。

7. 劳务费　6.00 万元

为研究生和临时聘用工作人员劳务费用，每月发放劳务费 1000 元。预计共有 2 名研究生和 / 或临时工作人员参加，累积付出劳务费：1000 元 /（人·月）×30 月 ×2 人 = 6.00 万元。

8. 专家咨询费　0.50 万元

用于聘请高级专家咨询项目进展、存在问题等进行指导等，约 0.50 万元。

9. 其他支出　0.00 万元

报告正文

（一）立项依据与研究内容（建议8000字以内）

1. 项目的立项依据（研究意义、国内外研究现状及发展动态分析，需结合科学研究发展趋势来论述科学意义；或结合国民经济和社会发展中迫切需要解决的关键科技问题来论述其应用前景。附主要参考文献目录）

1.1 研究意义

根据 *N Engl J Med*、*Lancet* 的报道，作为常见的、病因未明的、严重影响人类健康的精神疾病，精神分裂症是重要的公共卫生问题和较为突出的社会问题已经成为国际社会的广泛共识，由于其公共卫生影响极其惊人，至今仍为精神病学领域的研究热点[1,2]。精神分裂症诊断上的困境在于缺乏实验室或影像学检查予以客观诊断，而治疗上的困境在于难以实现个体化治疗（图 3-1）。

缺乏客观的生物学标记物　　　　　**精神分裂症个体化治疗滞后**

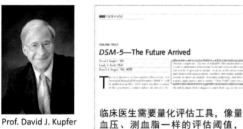
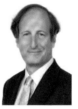

图 3-1　精神分裂症的临床困境

目前，尽管《精神障碍诊断与统计手册（第五版）》（DSM-5）致力于为临床医生提供量化评估工具，但仍延续以往根据患者的行为和症状报告进行主观评估的诊断标准[3]。而且，最为常见的治疗失败原因就是口服药物起效慢、依从性差、复发率高；即使给予充分的药物或其他治疗，仍有部分精神分裂症患者临床反应并不明显，甚至症状几乎仍然无法得到完全缓解。正是由于缺乏能够解释影响治疗或预后的关键个体差异的生物标记物，精神分裂症治疗缺乏个体化策略[4]，治疗效果至今未能取得突破性进展。因此，精神分裂症的临床诊断与治疗选择亟须能够反映其神经生物学基础的、客观的、可量化的、特异性的生物标记物指导。

现代医学中，生物标记物已经逐渐转化到多种疾病的临床诊疗过程当中，特别是肿瘤学领域。振奋人心的是，根据近年来一些突破性的研究成果，fMRI〔本申请书中的 fMRI 包括高分辨率成像、基于血氧水平依赖脑功能成像（blood oxygen level dependent functional magnetic resonance imaging, BOLD-fMRI）和 扩 散 张 量 成 像（diffusion tensor imaging, DTI）等）在神经精神疾病的临床评估或预后预测中具有重要作用：①在神经病学领域，fMRI 信号活动水平可以识别热性痛并对镇痛剂的反应十分敏感[5]；②在精神病学领域，一项利用 fMRI 的聚类与分类研究证明，功能连接能够用于界定抑郁的神经生理学亚型并辅助个体化治疗[6]。当前的 fMRI 研究已经为精神分裂症积累了大量证据，使得深入理解这一严重的精神疾病的病理生理学成为可能。因此，fMRI 可能有助于发现精神分裂症潜在的神经影像学水平的生物标记物。

在我们前期基于 fMRI 的大量研究工作中，通过功能连接[7,8]、有效连接[9,10]、体素 - 镜像同伦连接[11]、静息态网络[12]、结构连接[13]、脑血流连接[14,15]分析，发现了精神分裂症的异常连接模式，研究结果发表于 *Radiology* 等期刊。既然 fMRI 中的连接模式反映了脑网络通信受损导致的精神分裂症脑功能障碍，探寻精神分裂症本身及其预后预测的生物标记物则显得尤为迫切，这也与国内学者提出"精神影像学（psychoradiology）"[16]的目的高度一致。如果能够发现精神分裂症的神经影像学标记物并应用 fMRI 检查预测治疗反应，将有望使患者临床获益。

但是，对于精神分裂症而言，虽然过去 10 年的神经影像学证据激增，反映其病理生理学的影像学生物标记物却远远落后。K. C. Skatun 等发现采用静息态网络在独立的训练集和测试集中分类精神分裂症均具有较高的准确性[17]。然而，绝大多数研究的目的都是发现异常连接或检测它们的精神病理学关联，无法直接促进 fMRI 的发现向精神分裂症诊断预测或预后判断的生物标记物转化。可见，精神分裂症的 fMRI 数据尚未得到充分挖掘与探索，最大限度地发挥 fMRI 在精神分裂症诊断及预后预测中的价值亟待解决。

为此，影像组学或可成为一种解决途径，其主要过程包括将医学图像转化成高维度数据的高通量提取和最终支持决策制定的关键特征识别，已经在临床肿瘤学中表现出了卓越的性能。令人兴奋的是，我们最新发表于 *Schizophr Bull* 上的研究发现，采用影像组学策略，突破传统分析思路，功能连接特征可准确地识别精神分裂症患者[18]，成为影像组学策略应用于精神分裂症 fMRI 研究的初步尝试。因此，运用影像组学策略，有望优化多种 fMRI 结构和 / 或功能特征的有效整合，从而将精神分裂症患者更加精准地识别出来，并发现能够用于预测其预后的生物标记物，辅助临床决策，具有重要的科学意义和潜在的临床价值。

1.2 国内外研究现状及发展动态分析

1.2.1 精神分裂症的临床困境：诊断及预后预测缺乏生物标记物

N Engl J Med 指出，全球约有 1% 的人口罹患精神分裂症，是全球疾病负担的首要原因之一，在精神与物质相关障碍的伤残损失寿命年、减寿年数、伤残调整年数中均占据多数；与此同时，根据国家卫生和计划生育委员会最新出版的《2017 中国卫生和计划生育统计年鉴》，该病的平均住院日及医疗费用远超出其他疾病，给患者及其家庭和社会带来沉重的负担。与大多数精神疾病诊断相同，精神分裂症仍然是一个综合征的概念，是根据病史和精神状态检查做出的临床诊断，而无可用的诊断试验或生物标记物。而且许多精神疾病诊断都包含共同症状，这些症状（妄想、幻觉）在精神分裂症与其他精神疾病、精神疾病与健康人群之间的界线并不清楚（表 3-1）；反过来亦是如此，甚至可能出现两个症状完全不同的患者具有一个相同的诊断——精神分裂症。

表 3-1　精神分裂症、双相障碍、分裂样情感障碍、自闭症及 ADHD 的临床特征 *

	Schizophrenia	Bipolar disorder	Schizoaffective disorder	Autism	ADHD
Core features	Delusions, hallucinations, impaired motivation, reduction in spontaneous speech, and social withdrawal	Episodes of elated mood and episodes of depressive mood	Delusions, hallucinations, and mood episodes (depressive, manic, or mixed)	Social and communication difficulties, and restricted repetitive behaviours	Inattention, hyperactivity, and impulsivity
Additional features	Cognitive impairment, episodes of elated mood, and episodes of depressive mood	Delusions and hallucinations	Cognitive impairment	Cognitive impairment, delusions, and hallucinations	Cognitive impairment

注：ADHD，attention deficit hyperactivity disorder，注意缺陷多动障碍。

*OWEN M J, SAWA A, MORTENSEN P B. Schizophrenia［J］. Lancet, 2016, 388(10039): 86-97.

由于上述因素，精神分裂症患者在临床表现、治疗反应、病程以及结局等多个方面均有巨大变异，精神分裂症的诊断既不能反映疾病的严重程度，也不能预测结局或预后。因此，正如 Neel Burton 在其专著 *Psychiatry*（Acheron Press, 2016）中所比喻的那样，"基于精神病性症状诊断精神分裂可能就像仅仅根据发热而诊断肺炎一样"。若能寻找到精神分裂症的生物标记物，用于诊断和分类的多维度方法可能会改进现有的归类方法。BSNIP联盟（Bipolar and Schizophrenia Network for Intermediate Phenotypes Consortium）依据认知功能和脑电、脑结构、遗传特征等，提出了精神疾病的生物分型。通过缜密的变量选择、细致的电生理学 /MRI/ 遗传学检测、充分的组内异质性探索等多中心研究，BSNIP 联盟正在努力改变长达一个世纪的精神疾病分类，为识别精神疾病亚组提供了一个充分的理由，这也是当前精神病学发展的努力方向——生物精神病学。由此可见，研发生物标记物是走出精神分裂症诊断及预后预测困境的切入点。

1.2.2　fMRI 在揭示精神分裂症神经机制、指导临床诊疗中发挥了重要作用

可量化的脑指标（如脑结构、认知等）对于理解精神疾病的病理生理学、预测结局以及不论临床症状如何通过不同的病理生理学分类脑病都是十分重要的。近期发表于 *JAMA Psychiatry*（2017）、*Schizophr Bull*（2018）、*Neurosci Biobehav Rev*（2017）的荟萃分析或综述从脑结构与功能等多层面阐述了十余年来 fMRI 所揭示的精神分裂症可能的神经机制。

1.2.2.1　一项纳入 108 项局部体积测量研究（3901 例首发精神分裂症患者、4040 例对

照）的荟萃分析发现，患者脑室（侧脑室、第三脑室）扩大，而杏仁核、前扣带皮层、额叶、海马、颞叶、丘脑体积减小，且壳核、颞叶、丘脑、第三脑室的体积变异较大，前扣带皮层的体积变异较小[19]。

1.2.2.2　一项纳入了 52 篇静息态功能连接研究论文（2115 例患者、2297 例对照）的荟萃分析发现，精神分裂症的默认模式网络、情感网络、腹侧注意网络、丘脑网络以及躯体感觉网络处于失连接状态；并且腹侧注意网络与丘脑网络 / 默认模式网络 / 额顶网络、额顶网络与丘脑网络 / 默认模式网络之间的连接减弱，而情感网络与腹侧注意网络之间的连接增强[20]。

1.2.2.3　最新一篇综述指出，从纵向的角度来看，由于神经变性或发育缺陷精神分裂症患者大脑灰质不仅出现进行性体积降低，同时微观或宏观连接的证据也表明了由于神经可塑性而进行的皮层重构或再组织[21]。

另外，fMRI 在精神分裂症等精神障碍的预后预测中具有不可小视的潜在应用价值。为了全面系统地掌握 fMRI 在精神分裂症治疗反应中的研究现状，在 PubMed 上进行检索（检索方式见表 3-2 注释）。表 3-2 概述了近 5 年以研究论著形式发表的基线 fMRI 预测精神分裂症治疗反应的文章。具体而言，fMRI 能够预测治疗反应的检测包括灰质体积 / 皮层厚度 / 脑回形态、功能连接 / 静息态网络、白质体积 / 白质完整性 / 白质结构连接、灌注水平，研究结果相继发表于 *JAMA Psychiatry*、*Am J Psychiatry*、*Schizophr Bull* 等精神病学领域的高水平期刊。

研究发现，对抗精神病药物敏感的精神病患者治疗前：①灰质特征包括全脑灰质体积更大、左侧眶额皮层与前扣带皮层更厚、右侧眶部前额皮层更薄、眶额皮层灰质体积更大且非对称性更高、双侧豆状核与纹状体体积更小、双侧尾状核体积更大、双侧岛叶 / 左侧额叶 / 右侧颞叶脑回更深[22-29]；②功能特征包括海马功能连接强度更高、腹侧被盖区 / 中脑与背侧前扣带皮层的功能连接强度更高、纹状体功能连接强度更低、背侧注意网络连接更强[30-35]；③白质特征包括右侧背外侧前额叶白质体积更高、扣带束与胼胝体白质完整性更好、结构连接组中的全局效能水平更高[36,37]；④灌注特征包括左侧缘上回局部脑血流更低[38]。

但是，当前研究存在的问题有以下几点：①高分辨 MRI 研究最多，BOLD-fMRI 研究次之，DTI 研究较少，动脉自旋标记（arterial spin labeling, ASL）研究极少；②混合纳入精神分裂症、双相障碍及未具体说明疾病种类或非首发患者的研究较多，仅纳入精神分裂症患者或首发精神分裂患者的研究较少；③设计严谨的、接受一种抗精神病药物的前瞻性研究与涉及多种抗精神病药物、不干预临床治疗而单纯观察的前瞻性研究各半；④观察时间不固定，短则 6 周，长则 2 年；⑤临床评估主要围绕临床表现的总体治疗反应，较少单独评估阳性症状、阴性症状、认知缺损等的治疗反应；⑥前期研究可以分为 3 类，主要的一类是将基线影像测量值与治疗前后的临床评估变化量进行相关性分析，另一类是根据治疗后的临床评估将患者分为敏感组和非敏感组，然后比较基线影像测量值之间的差异，还有一类是采用基线影像测量值制作分类器。这些问题极大限制了 fMRI 研究成果进一步应用于精神分裂症临床诊疗的潜在价值。为此，需要寻求新的解决途径对精神分裂症的 fMRI 数据进行充分挖掘与探索，最大限度地发挥 fMRI 在精神分裂症诊断及预后预测中的价值。

表 3-2 基线 fMRI 预测精神分裂症和主要精神障碍患者治疗反应的研究 *

Modalities	References	Subjects	Treatments	Intervals	Questionnaires	Summary of results
HR T₁WI	ALTAMURA A C, DELVECCHIO G, PALETTA S, et al. Gray matter volumes may predict the clinical response to paliperidone palmitate long-acting in acute psychosis: A pilot longitudinal neuroimaging study[J].Psychiatry Res, 2017, 261: 80-84.	7 acute psychosis	Paliperidone palmitate long acting injectable	24 weeks	BPRS	Better improvement: higher total gray matter volume
	DUSI N, BELLANI M, PERLINI C, et al. Progressive disability and prefrontal shrinkage in schizophrenia patients with poor outcome: A 3-year longitudinal study[J]. Schizophr Res, 2017, 179: 104-111.	70 schizophrenia; 76 healthy controls	Antipsychotics	3 years	BPRS; WHO-DAS-2	Poor outcome: decreased right dorsolateral prefrontal cortex white matter
	MORCH-JOHNSEN L, NESVAG R, FAERDEN A, et al. Brain structure abnormalities in first-episode psychosis patients with persistent apathy[J]. Schizophr Res, 2015, 164(1-3): 59-64.	70 first-episode psychosis	Antipsychotics	1 year	Clinical version of Apathy Evaluation Scale	Patients with persistent apathy: thinner left orbitofrontal cortex and left anterior cingulate cortex

续表

Modalities	References	Subjects	Treatments	Intervals	Questionnaires	Summary of results
HR T_1WI	PREMKUMAR P, FANNON D, SAPARA A, et al. Orbitofrontal cortex, emotional decision-making and response to cognitive behavioural therapy for psychosis[J]. Psychiatry Res, 2015, 231(3): 298-307.	25 schizophrenia or schizoaffective disorder; 25 healthy controls	cognitive behavioural therapy for psychosis	6-8 months	PANSS	Improvement in symptoms: positively correlated with OFC gray matter volume and rightward OFC asymmetry
	MOLINA V, TABOADA D, ARAGUES M, et al. Greater clinical and cognitive improvement with clozapine and risperidone associated with a thinner cortex at baseline in first-episode schizophrenia[J]. Schizophr Res, 2014, 158(1-3): 223-229.	31 first-episode schizophrenia	Risperidone or clozapine	2 years	PANSS	Improvement in symptoms: negatively correlated with cortical thickness in the right prefrontal cortex (pars orbitalis)
	FUNG G, CHEUNG C, CHEN E, et al. Mri predicts remission at 1 year in first-episode schizophrenia in females with larger striato-thalamic volumes[J]. Neuropsychobiology, 2014, 69(4): 243-248.	39 schizophrenia	Antipsychotics	1 year	Global Assessment of Functioning	Early remission: positively correlated with bilateral lentiform and striatal volumes for females

续表

Modalities	References	Subjects	Treatments	Intervals	Questionnaires	Summary of results
HR T$_1$WI	HUTCHESON N L, CLARK D G, BOLDING M S, et al. Basal ganglia volume in unmedicated patients with schizophrenia is associated with antipsychotic treatment response to antipsychotic medication[J]. Psychiatry Res, 2014, 221(1): 6-12.	23 schizophrenia	Risperidone	6 weeks	BPRS	Improvements in symptoms: positively correlated with volume of the bilateral caudate
	PALANIYAPPAN L, MARQUES T R, TAYLOR H, et al. Cortical folding defects as markers of poor treatment response in first-episode psychosis[J]. JAMA Psychiatry, 2013, 70(10): 1031-1040.	80 first-episode psychosis; 46 healthy controls	Antipsychotics	12 weeks	PANSS	Non-responders: hypogyria at bilateral insular, left frontal, and right temporal regions
BOLD	LI P, JING R X, ZHAO R J, et al. Electroconvulsive therapy-induced brain functional connectivity predicts therapeutic efficacy in patients with schizophrenia: A multivariate pattern recognition study[J]. NPJ Schizophr, 2017, 3(1): 21.	34 schizophrenia; 34 healthy controls	antipsychotics only or a combination of antipsychotics and ECT	6 weeks	PANSS	Better treatment outcome: lower classification scores of intrinsic connectivity networks

续表

Modalities	References	Subjects	Treatments	Intervals	Questionnaires	Summary of results
	KRAGULJAC N V, WHITE D M, HADLEY N, et al. Aberrant hippocampal connectivity in unmedicated patients with schizophrenia and effects of antipsychotic medication: A longitudinal resting state functional MRI study[J]. Schizophr Bull, 2016, 42(4): 1046–1055.	34 schizophrenia or schizoaffective disorder; 34 healthy controls	risperidone	6 weeks	BPRS	Change in symptoms: correlated with hippocampal connectivity
BOLD	SARPAL D K, ARGYELAN M, ROBINSON D G, et al. Baseline striatal functional connectivity as a predictor of response to antipsychotic drug treatment[J]. Am J Psychiatry, 2016, 173(1): 69–77.	41 first–episode schizophrenia spectrum disorder; 40 schizophrenia spectrum disorder and bipolar I disorder; 41 healthy controls	Risperidone (1–6 mg/d) or aripiprazole (5–30 mg/d)	12 weeks	BPRS–A; CGI	Responders: Lower striatal functional connectivity
	KRAGULJAC N V, WHITE D M, HADLEY J A, et al. Abnormalities in large scale functional networks in unmedicated patients with schizophrenia and effects of risperidone[J]. Neuroimage Clin, 2016, 10: 146–158.	34 schizophrenia; 34 healthy controls	Risperidone	6 weeks	BPRS	Change in symptoms: positively correlated with dorsal attention network

续表

Modalities	References	Subjects	Treatments	Intervals	Questionnaires	Summary of results
BOLD	HADLEY J A, NENERT R, KRAGULJAC N V, et al. Ventral tegmental area/midbrain functional connectivity and response to antipsychotic medication in schizophrenia[J]. Neuropsychopharmacology, 2014, 39(4): 1020−1030.	21 schizophrenia; 21 healthy controls	Risperidone	6 weeks	BPRS	Change in symptoms: positively correlated ventral tegmental area/midbrain connectivity strength to dorsal anterior cingulate cortex
	NEJAD A B, MADSEN K H, EBDRUP B H, et al. Neural markers of negative symptom outcomes in distributed working memory brain activity of antipsychotic−naive schizophrenia patients[J]. Int J Neuropsychopharmacol, 2013, 16(6): 1195−1204.	14 schizophrenia	Quetiapine	7 months	PANSS	Negative symptom improvers: Classified accurately by bilateral frontoparietal and default mode networks
DTI	CROSSLEY N A, MARQUES T R, TAYLOR H, et al. Connectomic correlates of response to treatment in first−episode psychosis[J]. Brain, 2017, 140(Pt 2): 487−496.	76 first−episode psychosis; 74 healthy controls	Antipsychotics	12 weeks	PANSS	Responders: higher global efficiency in the structural connectomes

续表

Modalities	References	Subjects	Treatments	Intervals	Questionnaires	Summary of results
DTI	REIS MARQUES T, TAYLOR H, CHADDOCK C, et al. White matter integrity as a predictor of response to treatment in first episode psychosis[J]. Brain, 2014, 137(Pt 1): 172–182.	63 first-episode psychosis; 52 healthy controls	Antipsychotics	12 weeks	PANSS	Non-responders: lower fractional anisotropy, mainly in the uncinate, cingulum and corpus callosum
ASL	STEGMAYER K, STETTLER M, STRIK W, et al. Resting state perfusion in the language network is linked to formal thought disorder and poor functional outcome in schizophrenia[J]. Acta Psychiatr Scand, 2017, 136(5): 506–516.	47 schizophrenia spectrum disorder; 30 healthy controls	Antipsychotics	6 months	Scale for the assessment of thought, language, and communication	Social functioning: positively correlated with perfusion within the left supramarginal gyrus

Search terms: ("schizophrenia" [Mesh] OR "schizophrenia" OR "psychosis" [All Fields] OR "schizo" [All Fields]) AND ("response" [All Fields] OR "outcome" [All Fields]) AND ("antipsychotic" [All Fields] OR "treatment" [All Fields] OR "therapy" [All Fields]) AND ("magnetic resonance imaging" [All Fields]) AND ("baseline" [All Fields] OR "longitudinal" [All Fields])

ASL, arterial spin labeling; BOLD, blood oxygen level dependent; BPRS–A, Brief Psychiatric Rating Scale–Anchored Version; CGI, Clinical Global Impressions Scale; DTI, diffusion tensor imaging; ECT, electroconvulsive therapy; HR T₁WI, high-resolution T₁-weighted imaging; OFC, orbitofrontal cortex; PANSS, Positive and Negative Symptom Scale; WHO–DAS–2, World Health Organization Disability Assessment Scale 2.

1.2.3 影像组学策略为精神分裂症 fMRI 研究提供了新途径

影像组学（radiomics）是一种新兴的利用医学影像大数据进行定量化分析预测的有效方法，指高通量地从 MRI、正电子发射体层摄影（positron emission tomography, PET）及计算机体层成像（computed tomography, CT）影像中提取大量高维的定量影像特征并进行分析，近年来引起了国内外学者的广泛关注。其方法框架一般分为 5 个部分：①医学影像数据获取；②图像分割与重建；③高通量特征提取与筛选；④临床预测模型建立；⑤训练及测试模型准确率。目前，其发展主要集中于肿瘤学领域，影像组学能够有效反映遗传学特征，对诊断、预后评估具有重要的提示作用。图 3-2 对其发展历程和临床应用研究进行简要回顾。

2014 年 H. J. Aerts 等详细阐述了"影像组学"的研究框架及其对医学影像进行定量分析的重要作用[39]。文章指出，应用新兴的大数据挖掘等技术，自动提取医学影像的定量特征，分析影像特征与临床数据及遗传信息间的关联以建立癌症预测模型，能够自动进行疾病分期分型，也能对患者的生存期进行预测，这将大幅提高医学影像信息的有效性以及疾病早期诊断的准确性，为医生选择合理的治疗方案提供定量的建议。2016 年初，影像组学研究的先驱美国 Moffitt 癌症研究中心 Robert Gillis 教授在 *Radiology* 发表论文，综述了过去几年间影像组学的发展，指出，对医学影像信息的深入挖掘将会对肿瘤的早期诊断、有效治疗和疗效评估起到重要作用[40]。同时，我国学者采用影像组学方法在结直肠癌淋巴结转移预测及肺癌预后判断研究方面取得了重要进展[41, 42]。当前，影像组学已经被认为是连接医学影像学与个体化医疗之间的桥梁[43]，随着影像组学的应用研究逐渐深入，大数据结合研发的分类预测模型有望辅助临床医生进行疾病诊断和预测，具有重要的临床价值和应用前景。

与肿瘤不同，精神分裂症并无实体病变直接用于影像组学分析中的特征挖掘，但是，结构和功能的改变本身就是可提取的特征，如灰 / 白质体积、功能或结构连接等，不仅可以进行数据驱动的全脑分析，还可以进行假设驱动的感兴趣区分析，实现传统多维特征（一阶统计特征、形状、纹理和小波特征等）和 fMRI 独有特征的提取。需要指出的是，采用临床诊断水平的影像（层厚较大）通过自动化方法计算全脑体积、灰质体积、白质体积已经可行[44]，这为精神疾病的影像组学研究与临床转化提供了充分准备。回顾项目组前期研究发现，结合前述 fMRI 所揭示的精神分裂症可能的神经机制，构成了该病的脑特征群，已经为基于影像组学策略的精神分裂症 fMRI 研究奠定了坚实基础。

由于精神疾病的影像学特性，影像组学在精神病学领域的研究"初见端倪"。值得一提的是，自闭症谱系障碍（autism spectrum disorder, ASD）的影像组学研究首开先河（图 3-3）[45]。T_1 加权像海马纹理特征分类 ASD 患儿的准确性、特异性、敏感性分别为 67.85%、64.28%、71.42%；相反，杏仁核的特征则不具备区分能力。如前所述，我们最新的研究发现，基于影像组学策略，无论训练集还是验证集，功能连接特征可准确地识别精神分裂症患者（数据集间验证：训练集的准确性 87.09%，测试集的准确性 82.61%；数据集内验证：训练集的准确性 83.15%，测试集的准确性 80.07%）[18]，具体参见"（二）研究基础与工作条件"中的"1.2 申请人已经取得与课题相关的成果：精神分裂症 fMRI 研究"。综上所述，运用影像组学策略提取 fMRI 特征挖掘精神分裂症的生物标记物以及预测预后需求紧迫、技术可行、前景乐观。

2007 Origin

Decoding gene expression by noninvasive imaging

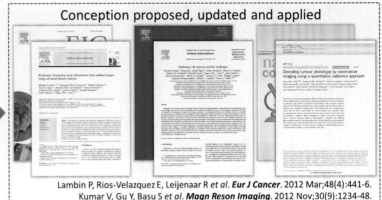

Segal E, Sirlin CB, Ooi C *et al.* **Nat Biotechnol**. 2007; 25(6):675-80.

2012–2014 Development of radiomics

Conception proposed, updated and applied

Lambin P, Rios-Velazquez E, Leijenaar R *et al.* **Eur J Cancer**. 2012 Mar;48(4):441-6.
Kumar V, Gu Y, Basu S *et al.* **Magn Reson Imaging**. 2012 Nov;30(9):1234-48.
Aerts HJWL, Velazquez ER, Leijenaar RTH, *et al.* **Nat Commun**. 2014 Jun 3;5:4006.

2016 Reviewing the process of radiomics

Radiomics: images are more than pictures, they are data

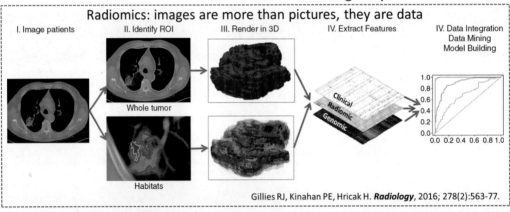

Gillies RJ, Kinahan PE, Hricak H. **Radiology**, 2016; 278(2):563-77.

2016 Key advance of radiomics in China

Prediction of outcome and prognosis, etc.

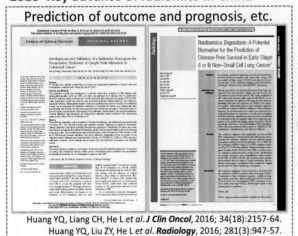

Huang YQ, Liang CH, He L *et al.* **J Clin Oncol**, 2016; 34(18):2157-64.
Huang YQ, Liu ZY, He L *et al.* **Radiology**, 2016; 281(3):947-57.

2017–2018 Opportunities

Burgeoning radiomics studies

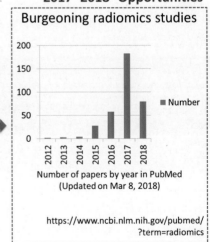

Number of papers by year in PubMed
(Updated on Mar 8, 2018)

https://www.ncbi.nlm.nih.gov/pubmed/?term=radiomics

图 3-2 影像组学发展概览

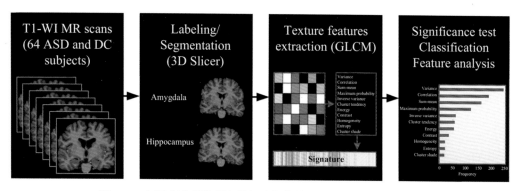

图 3-3　自闭症谱系障碍海马与杏仁核特征的影像组学研究流程

〔CHADDAD A, DESROSIERS C, HASSAN L, et al. Hippocampus and amygdala radiomic biomarkers for the study of autism spectrum disorder[J]. BMC Neurosci, 2017, 18(1): 52.〕

1.3　研究设想

通过系统分析国内外研究现状及发展动态，结合申请人的前期工作基础，本项目拟围绕精神分裂症脑标记物及其预测预后潜能，采集高分辨 MRI、BOLD-fMRI、DTI 等影像数据（本项目采用 fMRI 的广义概念，即包括上述序列），跟踪随访精神分裂症患者对治疗的反应，运用影像组学研究策略与技术，重点探索基于 fMRI 的反映其神经生物学基础的特异性生物学标记物，深入挖掘精神分裂症患者治疗反应及功能结局的预测性脑生物学指标，有望为基于生物标记物的精神分裂症临床决策提供依据。本项目从多模态角度探寻诊断性及预测性神经影像学指标，以期辅助临床采用能够反映精神分裂症神经生物学基础的、客观的、可量化的、特异性的生物标记物指导其临床诊断与治疗选择，并为其防治提供新的干预靶点，具有重要的科学意义和潜在的临床价值。

参考文献

[1]　BECKER A E, KLEINMAN A. Mental health and the global agenda[J]. N Engl J Med, 2013, 369(1): 66-73.

[2]　OWEN M J, SAWA A, MORTENSEN P B. Schizophrenia[J]. Lancet, 2016, 388(10039): 86-97.

[3]　KUPFER D J, KUHL E A, REGIER D A. DSM-5—the future arrived[J]. JAMA, 2013, 309(16): 1691-1692.

[4]　KEEFE R S E, KAHN R S. Cognitive decline and disrupted cognitive trajectory in schizophrenia[J]. JAMA Psychiatry, 2017, 74(5): 535-536.

[5]　WAGER T D, ATLAS L Y, LINDQUIST M A, et al. An fMRI-based neurologic signature of physical pain[J]. N Engl J Med, 2013, 368(15): 1388-1397.

[6]　DRYSDALE A T, GROSENICK L, DOWNAR J, et al. Resting-state connectivity biomarkers define neurophysiological subtypes of depression[J]. Nat Med, 2017, 23(1): 28-38.

[7]　CUI L B, LIU K, LI C, et al. Putamen-related regional and network functional deficits in

first-episode schizophrenia with auditory verbal hallucinations[J]. Schizophr Res, 2016, 173(1-2): 13-22.

[8] CHANG X, COLLIN G, XI Y, et al. Resting-state functional connectivity in medication-naive schizophrenia patients with and without auditory verbal hallucinations: A preliminary report[J]. Schizophr Res, 2017, 188: 75-81.

[9] CUI L B, LIU J, WANG L X, et al. Anterior cingulate cortex-related connectivity in first-episode schizophrenia: A spectral dynamic causal modeling study with functional magnetic resonance imaging[J]. Front Hum Neurosci, 2015, 9: 589.

[10] LI B J, CUI L B, XI Y B, et al. Abnormal effective connectivity in the brain is involved in auditory verbal hallucinations in schizophrenia[J]. Neurosci Bull, 2017, 33(3): 281-291.

[11] CHANG X, XI Y B, CUI L B, et al. Distinct inter-hemispheric dysconnectivity in schizophrenia patients with and without auditory verbal hallucinations[J]. Sci Rep, 2015, 5: 11218.

[12] CUI L B, LIU L, GUO F, et al. Disturbed brain activity in resting-state networks of patients with first-episode schizophrenia with auditory verbal hallucinations: A cross-sectional functional MR imaging study[J]. Radiology, 2017, 283(3): 810-819.

[13] XI Y B, GUO F, LI H, et al. The structural connectivity pathology of first-episode schizophrenia based on the cardinal symptom of auditory verbal hallucinations[J]. Psychiatry Res, 2016, 257: 25-30.

[14] CUI L B, CHEN G, XU Z L, et al. Cerebral blood flow and its connectivity features of auditory verbal hallucinations in schizophrenia: A perfusion study[J]. Psychiatry Res, 2017, 260: 53-61.

[15] CUI L B, WANG L X, TIAN P, et al. Aberrant perfusion and its connectivity within default mode network of first-episode drug-naive schizophrenia patients and their unaffected first-degree relatives[J]. Sci Rep, 2017, 7(1): 16201.

[16] LUI S, ZHOU X J, SWEENEY J A, et al. Psychoradiology: The frontier of neuroimaging in psychiatry[J]. Radiology, 2016, 281(2): 357-372.

[17] SKATUN K C, KAUFMANN T, DOAN N T, et al. Consistent functional connectivity alterations in schizophrenia spectrum disorder: A multisite study[J]. Schizophr Bull, 2017, 43(4): 914-924.

[18] CUI L B, LIU L, WANG H N, et al. Disease definition for schizophrenia by functional connectivity using radiomics strategy[J]. Schizophr Bull, 2018 (In press).

[19] BRUGGER S P, HOWES O D. Heterogeneity and homogeneity of regional brain structure in schizophrenia: A meta-analysis[J]. JAMA Psychiatry, 2017, 74(11): 1104-1111.

[20] DONG D, WANG Y, CHANG X, et al. Dysfunction of large-scale brain networks in schizophrenia: A meta-analysis of resting-state functional connectivity[J]. Schizophr Bull, 2018, 44(1): 168-181.

[21] PALANIYAPPAN L. Progressive cortical reorganisation: A framework for investigating structural changes in schizophrenia[J]. Neurosci Biobehav Rev, 2017, 79: 1-13.

[22] ALTAMURA A C, DELVECCHIO G, PALETTA S, et al. Gray matter volumes may

predict the clinical response to paliperidone palmitate long-acting in acute psychosis: A pilot longitudinal neuroimaging study[J]. Psychiatry Res, 2017, 261: 80-84.

[23] DUSI N, BELLANI M, PERLINI C, et al. Progressive disability and prefrontal shrinkage in schizophrenia patients with poor outcome: A 3-year longitudinal study[J]. Schizophr Res, 2017, 179: 104-111.

[24] MORCH-JOHNSEN L, NESVAG R, FAERDEN A, et al. Brain structure abnormalities in first-episode psychosis patients with persistent apathy[J]. Schizophr Res, 2015, 164(1-3): 59-64.

[25] PREMKUMAR P, FANNON D, SAPARA A, et al. Orbitofrontal cortex, emotional decision-making and response to cognitive behavioural therapy for psychosis[J]. Psychiatry Res, 2015, 231(3): 298-307.

[26] MOLINA V, TABOADA D, ARAGUES M, et al. Greater clinical and cognitive improvement with clozapine and risperidone associated with a thinner cortex at baseline in first-episode schizophrenia[J]. Schizophr Res, 2014, 158(1-3): 223-229.

[27] FUNG G, CHEUNG C, CHEN E, et al. Mri predicts remission at 1 year in first-episode schizophrenia in females with larger striato-thalamic volumes[J]. Neuropsychobiology, 2014, 69(4): 243-248.

[28] HUTCHESON N L, CLARK D G, BOLDING M S, et al. Basal ganglia volume in unmedicated patients with schizophrenia is associated with treatment response to antipsychotic medication[J]. Psychiatry Res, 2014, 221(1): 6-12.

[29] PALANIYAPPAN L, MARQUES T R, TAYLOR H, et al. Cortical folding defects as markers of poor treatment response in first-episode psychosis[J]. JAMA Psychiatry, 2013, 70(10): 1031-1040.

[30] LI P, JING R X, ZHAO R J, et al. Electroconvulsive therapy-induced brain functional connectivity predicts therapeutic efficacy in patients with schizophrenia: A multivariate pattern recognition study[J]. NPJ Schizophr, 2017, 3(1): 21.

[31] KRAGULJAC N V, WHITE D M, HADLEY N, et al. Aberrant hippocampal connectivity in unmedicated patients with schizophrenia and effects of antipsychotic medication: A longitudinal resting state functional MRI study[J]. Schizophr Bull, 2016, 42(4): 1046-1055.

[32] SARPAL D K, ARGYELAN M, ROBINSON D G, et al. Baseline striatal functional connectivity as a predictor of response to antipsychotic drug treatment[J]. Am J Psychiatry, 2016, 173(1): 69-77.

[33] KRAGULJAC N V, WHITE D M, HADLEY J A, et al. Abnormalities in large scale functional networks in unmedicated patients with schizophrenia and effects of risperidone[J]. Neuroimage Clin, 2016, 10: 146-158.

[34] HADLEY J A, NENERT R, KRAGULJAC N V, et al. Ventral tegmental area/midbrain functional connectivity and response to antipsychotic medication in schizophrenia[J]. Neuropsychopharmacology, 2014, 39(4): 1020-1030.

[35] NEJAD A B, MADSEN K H, EBDRUP B H, et al. Neural markers of negative

symptom outcomes in distributed working memory brain activity of antipsychotic-naive schizophrenia patients[J]. Int J Neuropsychopharmacol, 2013, 16(6): 1195-1204.

[36] CROSSLEY N A, MARQUES T R, TAYLOR H, et al. Connectomic correlates of response to treatment in first-episode psychosis[J]. Brain, 2017, 140(Pt 2): 487-496.

[37] REIS MARQUES T, TAYLOR H, CHADDOCK C, et al. White matter integrity as a predictor of response to treatment in first episode psychosis[J]. Brain, 2014, 137(Pt 1): 172-182.

[38] STEGMAYER K, STETTLER M, STRIK W, et al. Resting state perfusion in the language network is linked to formal thought disorder and poor functional outcome in schizophrenia[J]. Acta Psychiatr Scand, 2017, 136(5): 506-516.

[39] AERTS H J, VELAZQUEZ E R, LEIJENAAR R T, et al. Decoding tumour phenotype by noninvasive imaging using a quantitative radiomics approach[J]. Nat Commun, 2014, 5: 4006.

[40] GILLIES R J, KINAHAN P E, HRICAK H. Radiomics: Images are more than pictures, they are data[J]. Radiology, 2016, 278(2): 563-577.

[41] HUANG Y Q, LIANG C H, HE L, et al. Development and validation of a radiomics nomogram for preoperative prediction of lymph node metastasis in colorectal cancer[J]. J Clin Oncol, 2016, 34(18): 2157-2164.

[42] HUANG Y, LIU Z, HE L, et al. Radiomics signature: A potential biomarker for the prediction of disease-free survival in early-stage (Ⅰ or Ⅱ) non-small cell lung cancer[J]. Radiology, 2016, 281(3): 947-957.

[43] LAMBIN P, LEIJENAAR R T H, DEIST T M, et al. Radiomics: The bridge between medical imaging and personalized medicine[J]. Nat Rev Clin Oncol, 2017, 14(12): 749-762.

[44] ADDURU V R, MICHAEL A M, HELGUERA M, et al. Leveraging clinical imaging archives for radiomics: Reliability of automated methods for brain volume measurement[J]. Radiology, 2017, 284(3): 862-869.

[45] CHADDAD A, DESROSIERS C, HASSAN L, et al. Hippocampus and amygdala radiomic biomarkers for the study of autism spectrum disorder[J]. BMC Neurosci, 2017, 18(1): 52.

2．项目的研究内容、研究目标，以及拟解决的关键科学问题（此部分为重点阐述内容）

2.1　研究内容

本项目研究内容包括：①基于影像组学策略精神分裂症分类的脑标记物研究；②基于影像组学策略精神分裂症预后预测的脑标记物研究。利用高分辨 MRI、BOLD-fMRI、DTI 技术，首先，比较精神分裂症患者与健康对照组、对治疗敏感与不敏感的患者（出院治疗反应评估，以及随访 12 周治疗反应评估）基线灰质特征（高分辨 MRI）、静息态功能连接（BOLD-fMRI）、白质纤维束（DTI）的差异。然后，在训练数据集中，采用影像组学策略，通过高通量特征提取与筛选，即 LASSO（least absolute shrinkage and selection operator）与支持向量机（support vector machine, SVM），寻找能够识别患者、预测预后的脑结构与功能的影像组学特征，计算其区分患者与健康对照、对治疗敏感或不敏感患者的分类能力，进一步对上述特征进行量化，并分析其临床相关性（病程、认知功能、症状严重程度、量表积分变化量、住院日、累计药物剂量等）。最后，在验证数据集中进行 fMRI 特征作为精神分裂症疾病分类以及预测预后的普遍适用性检测，发现精神分裂症疾病诊断、预后预测的脑标记物。具体包括：①基于影像组学策略的精神分裂症疾病分类及预测预后的高分辨 MRI 研究主要分析灰质多维特征（基础特征包括一阶特征、形状和纹理特征，高维特征包括基础特征和小波特征）等脑结构特征；②基于影像组学策略的精神分裂症疾病分类及预测预后的 BOLD-fMRI 研究主要分析功能连接等静息态脑功能特征；③基于影像组学策略的精神分裂症疾病分类及预测预后的 DTI 研究主要分析白质纤维束等脑结构特征；④基于影像组学策略的精神分裂症疾病分类及预测预后的多模态特征研究主要分析上述特征的整合优化，从而获得识别患者、预测预后的脑结构与功能特征最优组合。

2.2　研究目标

为了证明上述假设，本项目紧紧围绕"fMRI 精神分裂症脑标记物及预测预后"这一科学问题，以精神分裂症患者多模态 fMRI 为基础，借助影像组学研究策略，通过以上研究内容，能够实现以下 2 个研究目标：①发现精神分裂症的核心脑异常改变，明确能够准确识别精神分裂症患者的脑特征，从而确立基于 fMRI 的反映其神经生物学基础的特异性生物学标记物；②筛查对精神分裂症预后具有预测作用的脑结构与功能特征，深入挖掘精神分裂症患者治疗反应及功能结局的预测性脑生物学指标，最终辅助临床基于生物标记物的精神分裂症预后精准预测。

2.3　拟解决的关键科学问题

2.3.1　fMRI 影像组学特征能否作为识别精神分裂症并预测预后的脑标记物

精神分裂症的临床诊断与治疗选择亟须能够反映其神经生物学基础的生物标记物的指导，能否发现相应的神经脑标记物对其进行识别与预测具有重要的科学意义和临床价值。本项目拟通过比较对治疗敏感与不敏感的精神分裂症患者基线 fMRI 差异，借助影像组学策略，挖掘用于准确诊断精神分裂症的脑结构与功能标记物，并深度优化特征组合，为精神分裂症脑标记物的研发提供理论依据，从而有助于基于 fMRI 的脑标记物识别精神分裂症并预测预后。

2.3.2　基于 fMRI 的精神分裂症脑生物标记物是否具有普遍适用性

在解决了以上关键科学问题之后，上述生物标记物是否具有普遍适用性是面临的又一关键科学问题。换言之，只有具备临床普遍适用性才能称其为标记物。本项目拟通过多重临床验证，具体包括对来源于不同时期、不同设备的数据进行数据集内和数据集间交叉验证，检测基于 fMRI 的精神分裂症脑生物标记物的普遍适用性，促进其临床通用性。

3．拟采取的研究方案及可行性分析（包括研究方法、技术路线、实验手段、关键技术等说明）

3.1 研究方案

3.1.1 被试纳入及临床评估

本项目在申请人及其课题组西京医院放射科 fMRI 研究团队现有的两套精神分裂症数据集（数据集 1 和数据集 2）基础上，继续以西京医院心身科为中心，收集第三套数据集（数据集 3）。

数据集 1：精神分裂症患者 114 例，健康对照 92 例，被试纳入时间为 2011 年 5 月至 2013 年 12 月。患者均来自西京医院心身科，依据 DSM-4-TR 诊断。健康对照均来自当地社区。MRI 扫描（设备型号 Siemens 3.0T MagnetomTrio Tim）在西京医院放射科进行，包括高分辨 T_1 像、BOLD、DTI、ASL。

数据集 2：精神分裂症患者 94 例，健康对照 108 例，被试纳入时间为 2015 年 4 月至 2017 年 12 月。患者均来自西京医院心身科，依据 DSM-5 诊断。健康对照均来自当地社区。MRI 扫描（设备型号 GE Discovery MR750 3.0T）在西京医院放射科进行，包括高分辨 T_1 像、BOLD、DTI、ASL、定量磁化率成像（quantitative susceptibility mapping, QSM）。

数据集 3：由于数据集 1 仅有基线临床资料与影像数据，数据集 2 仅有抗精神病药物治疗患者的基线与预后数据，因此本项目在不干扰临床治疗的前提下，客观地记录患者的预后数据。其治疗包括临床上常用的抗精神病药物、重复经颅磁刺激（repeated transcranial magnetic stimulation, rTMS）、电抽搐治疗（electroconvulsive therapy, ECT）等，符合自然的标准临床诊疗过程。拟纳入首发精神分裂症患者 100 例，人口学特征相匹配的健康对照 100 例，研究方案已报请第四军医大学第一附属医院药物临床试验伦理委员会批准（KY20183113-1，具体参见附件）。

3.1.1.1 首发精神分裂症患者

3.1.1.1.1 纳入标准：根据 DSM-5，经西京医院心身科两名主治医师诊断符合 DSM-5 关于精神分裂症的临床诊断标准；发病后第一次来院就诊且尚未接受抗精神病药物治疗或治疗不超过 2 周；住院患者；年龄 16—45 岁；右利手；生物学父母均为汉族；阳性与阴性症状量表（positive and negative syndrome scale, PANSS）的总分 ≥ 60 分（1—7 分制）；获得患者（或年龄不足 18 岁患者的监护人）的书面知情同意。

3.1.1.1.2 排除标准：符合 DSM-5 诊断标准的其他精神障碍者；患有严重的不稳定的躯体疾病者；已确诊的糖尿病、甲状腺疾病、高血压病、心脏病等；闭角型青光眼；有癫痫病史者，高热惊厥者除外；符合 DSM-5 药物依赖（尼古丁依赖除外）诊断标准的患者；入选前使用过 ECT 者；患有或曾患有药源性恶性综合征，严重迟发性运动障碍者；有严重自杀企图者，或严重兴奋激越者；不能遵医嘱服药者，或没有监护人者；妊娠或哺乳期妇女，或计划妊娠者；头部外伤伴意识障碍超过 5 分钟病史者；MRI 扫描禁忌证（签署知情同意书时需要完整填写 MRI 安全审查表）。

3.1.1.2 健康对照

3.1.1.2.1 纳入标准：智力粗测正常，可进行神经心理测试的操作；无色盲、色弱、耳聋、口吃等影响神经认知测试者；生物学父母均为汉族；年龄 18—45 岁；签署书面知情同意。

3.1.1.2.2 排除标准：符合 DSM-5 诊断的精神疾病；两系三代内有亲属符合 DSM-5 诊断标准的精神障碍；患有严重的不稳定的躯体疾病者；已确诊的糖尿病、甲状腺疾病、高血压病、心脏病等；有癫痫病史者，高热惊厥者除外；妊娠或哺乳期妇女；头部外伤伴意识障碍超过 5 分钟病史者；MRI 扫描禁忌证（签署知情同意书时需要完整填写 MRI 安全审查表）。

3.1.2　MRI 扫描

在临床治疗之前对被试进行 MRI 数据采集。每个被检者进行 3D 高分辨 T_1WI、BOLD-fMRI、DTI 扫描，扫描参数见表 3-3，历时约 45 分钟。

表 3-3　具体扫描参数

	T_1	BOLD	DTI
TR/ms	8.2	2000	10000
TE/ms	3.2	30	82.4
Flip angle/°	12	90	NA
FOV/mm²	256×256	240×240	240×240
Matrix	256×256	64×64	128×128
Slice thickness/mm	1	3.5	2
Section gap/mm	0	0	0
Number of slices	196	45	70

注：FOV, field of view; NA, not applicable; TE, echo time; TR, repetition time (ms).

3.1.3　治疗与评估

在 MRI 扫描之后，根据严重程度和被试的身体状况制定标准治疗方案，立即对患者进行住院治疗，包括足剂量、足疗程服用抗精神病药物，以及 ECT、经颅直流电刺激治疗、经颅磁刺激治疗等。在治疗过程中，根据患者情况由心身科医师调整治疗方案。患者出院评估时，PANSS 减分率 20% 以上为对治疗敏感者（responder），减分率 20% 以下为对治疗不敏感者（non-responder）；根据 Schizophrenia Working Group Consensus 复发标准改编版，患者随访 12 周治疗反应评估时，PANSS 评分中 8 项核心症状（P1、P2、P3、N1、N4、N6、G5、G9）同时 ≤ 3 则定义为对治疗敏感者，即为治疗有效〔ANDREASEN N C, CARPENTER W T J R, KANE J M, et al. Remission in schizophrenia: proposed criteria and rationale for consensus[J]. Am J Psychiatry, 2005, 162(3): 441-449.〕。

3.1.4　数据存储、转换及图像预处理

原始图像以 Dicom 格式输出，再转为 NIFTI 格式，采用 SPM、CONN、FreeSurfer、FSL 等软件对图像进行预处理。

3.1.5　数据处理及影像组学分析

前期研究发现精神分裂症患者的脑结构与功能均发生了显著改变，并且这些特征具有

特异性能够明显区分患者与健康对照或预测治疗反应。本研究将脑结构特性与脑功能特性整合并构建脑多维度特征（包括一阶统计特征、形状、纹理和小波特征等）及多模态特征（脑结构和功能态等），并结合主流的影像组学方法对精神分裂症进行研究，明确能够准确识别精神分裂症患者以及预测治疗反应的脑特征，从而发现基于 fMRI 的反映其神经生物学基础的特异性生物学标记物。

3.1.5.1 基于影像组学策略的精神分裂症分类研究

3.1.5.1.1 精神分裂症影像组学特征构建： 本研究只将患者组与健康对照组显著的差异作为大数据特征，即在随机分组的训练集中，采用两样本 t 检验比较患者与健康对照上述脑测量的组间差异，统计分析后保留的结果作为后续分析的初步特征。本研究是基于 MRI 采集的精神分裂患者与健康对照的多模态影像作为大数据基础进行后续分析，其中多模态数据主要包括脑高分辨成像、DTI、静息态 BOLD-fMRI。对不同模态的特征构建流程如下。

3.1.5.1.1.1 高分辨 MRI 数据的特征构建： 脑高分辨成像的清晰度高，对于脑区的扫描更具有辨识度。本研究将整合的脑区多模态特征作为该模态的影像组学特征。具体步骤如下，通过 Freesurfer 软件对数据进行预处理，并通过两样本 t 检验比较患者与健康对照灰质体积、皮层厚度、皮层表面积等，得到具有辨识度的脑区（如丘脑、海马、前扣带皮层等）。本研究将这些脑区的多维度特征作为影像组学特征进行后续分析（本研究将此模态特征分为两种特征分组，基础特征和高维特征。其中基础特征只包括一阶特征、形状和纹理特征，高维特征包括基础特征和小波特征）。

3.1.5.1.1.2 静息态 BOLD-fMRI 数据的特征构建： 前人研究发现脑功能区域之间存在数以万计的功能连接，但其中大部分功能连接不具有辨识度。本研究将患者组与健康对照组具有显著差异的功能连接作为脑静息态脑功能特征。构建影像组学特征的具体步骤如下，通过 Matlab 软件的 CONN 工具包进行数据准备，并通过对随机分组的训练集中采用两样本 t 检验比较患者与健康对照上述脑测量的组间差异（$P < 0.05$，未校正）。统计分析后保留的数以万计的功能连接作为后续分析的初步特征。

3.1.5.1.1.3 DTI 数据的特征构建： DTI 可以定量脑白质的各向异性并可以量化脑区之间的白质纤维束。本研究将脑区之间的白质纤维束作为大数据基础进行影像学分析。具体步骤如下，通过 Diffusion Toolkit 工具包对 DTI 数据进行预处理并通过两样本 t 检验比较患者与健康对照上述脑测量的组间差异（$P < 0.05$，未校正）。统计分析后保留的数以万计的白质纤维束连接作为后续分析的初步特征。

3.1.5.1.2 精神分裂症影像组学特征降维与量化： 为了进一步对特征进行降维去除冗余特征，本研究根据影像组学特征及数据类型运用机器学习中特征降维方法 LASSO 与 SVM 对不同模态下的数以万计的影像组学特征进行降维。降维的具体流程如下，通过 R 语言进行算法编程，进一步采用广泛用于机器学习的 10 折交叉验证评估分类预测准确性（患者为 1，健康对照为 0），通过 1000 次置换检验，并重复 1000 次，最后量化所有特征对于疾病分类的贡献度并保留有效特征。

3.1.5.1.3 基于影像组学特征对精神分裂症进行分类： 为了量化评估分类效果，通过 ROC 分析，计算上述降维后的特征诊断精神分裂症的 ROC 曲线下面积及敏感性、特异性、准确性。为了将影像组学对精神分裂症疾病分类研究与临床结合，通过相关性分析评估上述特征的临床相关性，包括病程、认知功能、症状严重程度等，探究影像组学分类特性与临床量表分类的优势与劣势。

3.1.5.1.4 通过独立数据集（测试集）进行交叉验证：为了评价分类器的性能以及验证影像组学方法的客观性，进行两种数据集分组模式：①数据集间交叉验证，将随机选取数据集作为训练集，其他数据集（重复 1000 次取平均）作为测试集；②数据集内交叉验证，将患者数据与正常对照组数据随机打乱，将随机抽取的数据 3、2、1 中的 80% 作为训练集，20% 作为测试集。通过这两种模式的交叉验证，探究影像组学对精神分裂疾病分类的客观性与临床普遍适用性。

3.1.5.2 基于影像组学策略的精神分裂症预后预测研究

具体内容同"3.1.5.1 基于影像组学策略的精神分裂症分类研究"，对治疗敏感与不敏感患者（出院治疗评估以及随访 12 周治疗评估）的脑结构与功能特征进行影像组学研究，其中对治疗敏感者为 1、不敏感者为 0，临床相关性分析包括量表积分变化量、住院日、累计药物剂量等。

3.2 技术路线（图 3-4）

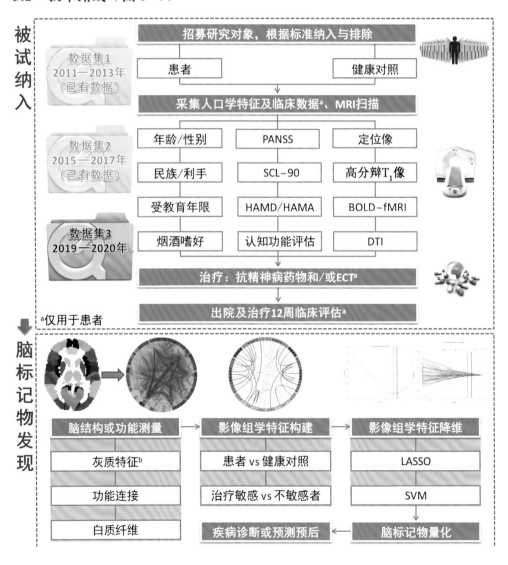

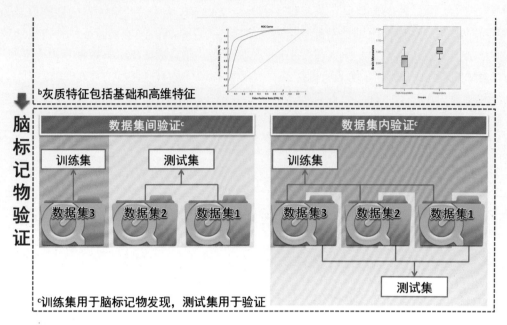

图 3-4　技术路线图

3.3　可行性分析

3.3.1　项目立项依据充分，目标内容可行

当前，精神分裂症的临床诊断与治疗选择亟须基础的、客观的、可量化的、特异性的生物标记物指导。fMRI 可能有助于发现精神分裂症潜在的神经影像学水平的生物标记物。运用影像组学策略，有望优化多种 fMRI 结构和 / 或功能特征的有效整合，从而将精神分裂症患者更加精准地识别出来，并发现能够用于预测其预后的生物标记物。本项目立足于系统的文献积累和分析，立项依据充分，目标明确，内容可行。

3.3.2　项目前期基础扎实，成员经验丰富

项目组成员来自第四军医大学心理系及西京医院放射科、心身科，长期从事精神分裂症等精神疾病研究。我们前期的主要发现包括：①精神分裂症中的核心症状之一，即言语性幻听，可能涉及听觉 - 语言 - 记忆 - 信息滤过功能失衡，相关脑结构与功能在介导精神分裂症发病中发挥重要作用；②精神分裂症的失连接状态涉及结构连接、功能连接及脑血流连接，同样，其一级亲属中也存在相似的失连接倾向；③基于影像组学策略，脑功能连接特征可准确地识别精神分裂症患者，对其诊断性脑标记物进行了积极探索。上述前期研究成果为本项目奠定了坚实基础。

项目组人员组成合理，包括具有多年 MRI 图像采集和处理分析经验的放射科医师（郭钒、席一斌、李陈、田萍），还包括对精神类疾病的诊断和治疗具有丰富经验的心身科医师（蔡敏、刘文明），以及来自医学心理学（黄鹏）等学科的多名优秀科研人员。他们在各自方向均有国家自然科学基金不同项目的资助（席一斌：81601474；郭钒：81400952；蔡敏：81701145），为本项目的顺利实施提供了良好的科研实力保障。

3.3.3 实验条件保障充分，被试来源充足

研究承担单位具有先进的 Siemens 3.0T Magnetom Trio Tim 及 GE Discovery MR 750 3.0T 磁共振扫描仪，可以进行高分辨 T_1WI、BOLD-fMRI、DTI 等序列扫描，同时具备良好的后处理分析平台。在影像学数据的采集、图像处理等方面积累了丰富的经验，并取得了多项原创性成果。西京医院心身科是西北地区著名的精神疾病专科，拥有病床 100 余张，ECT、rTMS、24 小时脑电 HOTTER、视频脑电地形图等多种诊疗设备。这些临床经验丰富的专科医师及先进的仪器设备为本项目中影像数据的采集和临床数据的获取提供了有力的支撑和保证。

4．本项目的特色与创新之处

精神分裂症的诊断与治疗仍然存在众多难点，由于发病机制尚不明确，缺乏指导临床诊疗的生物学标记物，日益发展成为全球性医学难题。fMRI 可精准无创地测量大脑结构与功能等全时空、多维度信息，为揭示精神分裂症发病机制，从而提高疾病诊断准确性、预测预后乃至优化治疗方案提供了新的研究方向和手段。本项目特色鲜明，在课题组前期大量精神分裂症 fMRI 研究的基础之上，立足医学影像学、精神病学、计算神经科学等新型交叉学科研究领域，进一步研发用于客观诊断、预测治疗反应的生物学标记物，创新之处在于：

基于功能神经影像学方法，从生物学角度探索能够反映精神分裂症神经生物学基础的、客观的、可量化的、特异性的脑标记物，为后续制定诊断标准、研发新型治疗方法提供可靠的科学依据，具有理论创新性。

首次将影像组学应用于精神分裂症生物标记物的研究当中，对于发现精神疾病客观诊断及治疗选择的脑标记物将发挥重大推动作用，有利于 fMRI 辅助精神分裂症诊疗的临床转化，具有方法创新性。

5．年度研究计划及预期研究结果（包括拟组织的重要学术交流活动、国际合作与交流计划等）

5.1 年度研究计划

5.1.1 2019-01-01—2019-12-31

纳入 50 例首发精神分裂症患者及 50 例健康对照，采集多模态影像学数据及相关临床数据等，并进行预处理。完成数据集 1 和数据集 2 的精神分裂症脑标记物及预测预后研究部分。撰写并发表 SCI 论文 1 篇。召开一次学术研讨会，邀请放射科及心身科专家对项目开展情况进行充分交流，之后每年展开一次类似会议，及时解决项目中的问题。

5.1.2 2020-01-01—2020-12-31

继续纳入 50 例首发精神分裂症患者及 50 例健康对照，收集影像学及临床相关数据，并进行数据预处理。完成精神分裂症脑结构标记物及预测预后研究部分。撰写并发表 SCI 论文 1—2 篇，申请专利 1 项。

5.1.3 2021-01-01—2021-12-31

完善数据集 1 和数据集 2，构建数据集 3。完成精神分裂症脑功能标记物及预测预后研究及多模态特征研究部分。撰写并发表 SCI 论文 1—2 篇。项目总结，规划下一步研究。

5.2　预期研究成果

5.2.1　理论成果

从生物学角度揭示能够反映精神分裂症神经生物学基础的、客观的、可量化的、特异性的脑标记物，进一步研发用于精神分裂症客观诊断、预测治疗反应的脑生物学标记物及选择特异性治疗新靶点，为后续制定诊断标准、研发新型治疗方法提供可靠的科学依据，发挥其科学意义。

5.2.2　应用成果

建立精神分裂症 fMRI 数据集；为精神分裂症患者的早期客观诊断与优化治疗提供新的生物学标准，推动 fMRI 辅助精神分裂症诊疗的临床转化，挖掘其潜在临床价值。

5.2.3　论文发表及专利

在 SCI 收录期刊上发表高质量研究论文 3—5 篇，其中专业领域 1/2 区或 IF＞5 的论文 1—2 篇；申请专利 1 项。

5.2.4　人才培养

辅导 1—2 名博士研究生和 / 或硕士研究生。

（二）研究基础与工作条件

1. 研究基础（与本项目相关的研究工作积累和已取得的研究工作成绩）

申请人的主要研究方向为精神分裂症功能磁共振成像研究。负责第四军医大学资助 2 项、参与国家自然科学基金 7 项及陕西省重点研发计划项目 1 项，获国家留学基金管理委员会 2016 年建设国家高水平大学公派研究生项目资助。以第一 / 共同第一作者在 *Radiology*（IF=7.296）、*Schizophr Bull*（IF=7.575）等期刊发表学术论文 22 篇（其中 SCI 收录论文 16 篇），参编专著 1 部，在 ISMRM、CCR 等学术会议上交流 15 次，并担任 *JAMA* 子刊等审稿人。

1.1　本课题的部分前期实验结果：精神分裂症脑标记物的 fMRI 研究

前期实验包括白质网络连接组（DTI）及结构 - 功能耦联（DTI 与 BOLD-fMRI 融合）作为精神分裂症诊断的脑标记物研究、局部脑活动（BOLD-fMRI）作为脑标记物预测精神分裂症治疗反应等。结果如下：

1.1.1　实验一

采用高分辨结构像、BOLD-fMRI、DTI 数据（主要数据集：42 例首发患者、48 例健康对照；验证数据集：39 例首发患者，66 例健康对照）。脑白质网络连接组分析证明，结构连接的 rich club 组织水平降低是精神分裂症稳定的、固有的特征（图 3-5 至图 3-7）。因此，进一步通过影像组学策略分析，极有希望获取基于脑连接组的精神分裂症生物标记物。（CUI L B, WEI Y, VAN DEN HEUVEL M P, et al. In preparation.）

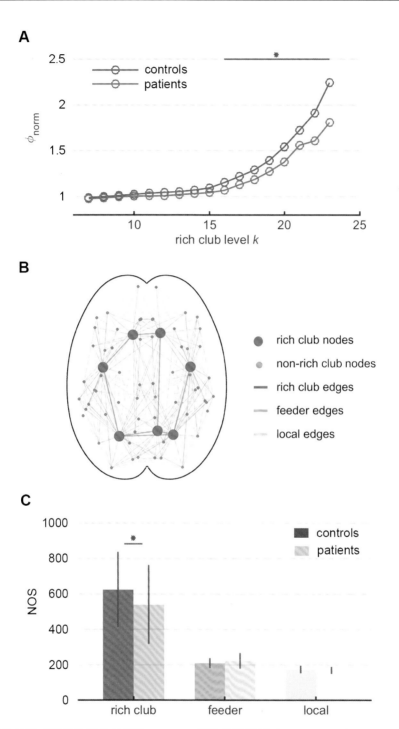

A. 患者比健康对照结构网络的平均 rich club 系数明显降低（$k = 16—23$，$P = 0.012$，10000 次置换检验）。B. 健康对照的组平均结构网络。通过设定 $k>18$ 发现的 rich club 脑区，包括双侧额上回、顶上小叶、岛叶以及左侧楔前叶。C. 组平均的 streamline 密度。患者的 rich club 连接密度降低（$P = 0.032$，10000 次置换检验）。

图 3-5　结构连接的 rich club 组织及连接

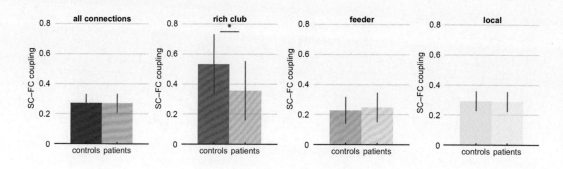

　　与健康对照相比，患者的 rich club 连接的结构‐功能耦联水平降低（$P < 0.001$，10000 次置换检验）。

图 3-6　结构‐功能耦联

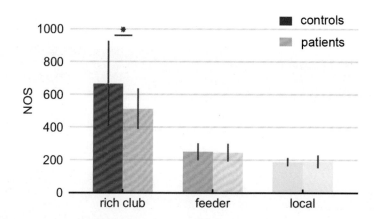

　　与健康对照相比，患者的 rich club 连接（NOS）强度降低（$P = 0.021$，10000 次置换检验），而 feeder 连接（$P = 0.394$）与 local 连接（$P = 0.602$）并无改变。

图 3-7　独立数据集验证结果

1.1.2　实验二

　　采用高分辨结构像、BOLD-fMRI 数据（主要数据集：44 例对治疗敏感患者，35 例不敏感患者，87 例健康对照；验证数据集：28 例敏感患者，16 例不敏感患者，106 例健康对照）。局部脑活动 ALFF 分析发现，出院评估时对治疗敏感的精神分裂症患者较不敏感者仅显示出一个差异区，即左侧中央后回／顶下小叶（体素数为 15；$x = -39$，$y = -42$，$z = 60$；$t = 4.44$；图 3-8）。通过健康对照将患者的 ALFF 测量值进行标准化，即得到 $ALFF_{ratio}$（$ALFF_{patients}/ALFF_{HCs}$）。图 3-9 展示了该脑区的 $ALFF_{ratio}$ 可有效预测精神分裂症患者的治疗反应。更为重要的是，上述结果在独立的数据集中得到充分验证（图 3-10）。因此，进一步通过影像组学策略分析，很有可能获取基于局部脑功能的精神分裂症治疗反应预测的生物标记物。（CUI L B,WANG X R,WANG L X,et al. In preparation）

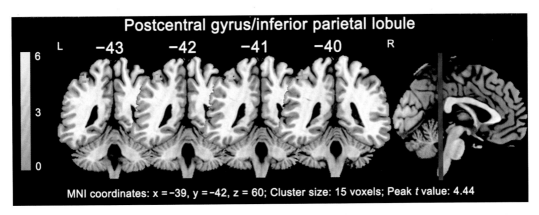

对治疗敏感者较不敏感者仅显示出一个差异区，即左侧中央后回/顶下小叶（$P < 0.001$，未校正）。图中坐标代表 y 轴。

图 3-8　对治疗敏感与不敏感的精神分裂症患者 ALFF 差异脑区

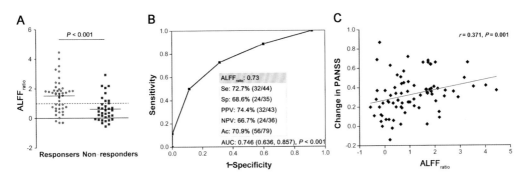

对治疗敏感者该脑区的 $ALFF_{ratio}$ 值高于不敏感者（1.52±1.11，0.61±0.82，$P < 0.001$），ROC 分析显示曲线下面积为 0.746（95%CI：0.636，0.857），且 $ALFF_{ratio}$ 值与 PANSS 积分变化量呈正相关（$r = 0.371$，$P = 0.001$）。

图 3-9　左侧中央后回/顶下小叶 $ALFF_{ratio}$ 有效预测精神分裂症患者的治疗反应

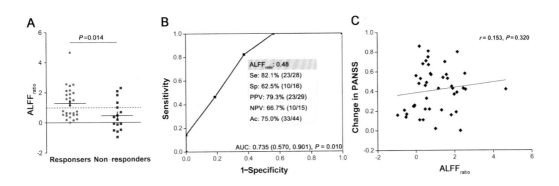

对治疗敏感者该脑区的 $ALFF_{ratio}$ 值高于不敏感者（1.293±1.037，0.466±1.001，$P=0.014$），ROC 分析显示曲线下面积为 0.735（95%CI：0.570，0.901），但 $ALFF_{ratio}$ 值与 PANSS 积分变化量无相关（$r = 0.153$，$P = 0.320$）。

图 3-10　独立数据集验证

1.2　申请人已经取得与课题相关的成果：精神分裂症 fMRI 研究

申请人及课题组成员始终致力于以精神分裂症为主的神经精神疾病的脑 fMRI 研究。申请人博士期间在导师西京医院放射科印弘教授指导下，专注研究精神分裂症的脑结构及功能改变，曾在西安电子科技大学及国防科学技术大学进行精神分裂症 fMRI 合作研究，并于荷兰留学期间在国外导师乌特列支大学医学中心（Universitair Medisch Centrum Utrecht）精神病科 René S. Kahn 教授指导下，从事精神分裂症脑连接组的相关研究。相关的前期工作已取得如下成果：

1.2.1　研究一

在基于影像组学策略的功能连接特征的精神分裂症分类研究中，累计纳入 108 例首发精神分裂症患者和 121 例健康对照。采用数据集间验证和数据集内验证，即分别选取各数据集被试中的 80%（$n = 183$）与 20%（$n = 46$）作为训练数据集和验证数据集属于数据集间验证，分别选取数据集 1（$n = 118$）与数据集 2（$n = 111$）作为训练数据集和验证数据集属于数据集内验证（图 3-11）。计算各组的功能连接，并通过 LASSO 法选择特征，最后通过训练和验证各独立样本中的多变量分类器，采用机器学习评估上述特征的临床应用及其通用性（图 3-12、图 3-13）。数据集间验证结果显示，功能连接特征分类患者的准确性是 87.09%，并在独立的测试集中得到验证（准确性为 82.61%），数据集内验证进一步支持上述结果（训练集与测试集的准确性分别为 83.15%、80.07%）（图 3-14）。以上证据有力地证明，基于影像组学策略，功能连接特征能够准确地识别精神分裂症〔CUI L B, LIU L, WANG H N, et al. Disease definition for schizophrenia by functional connectivity using radiomics strategy[EB/OL]. Schizophr Bull, 2018-02-17. doi: 10.1093/schbul/sby007.〕。

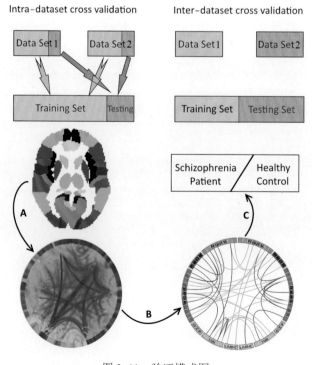

图 3-11　验证模式图

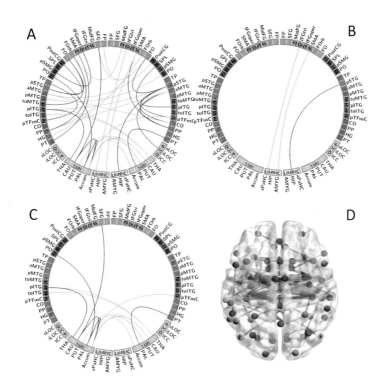

A. 采用两样本 t 检验（$P < 0.05$，未校正）获取的精神分裂症患者与健康对照之间的全部功能连接特征（117 条连接）。B. 皮层脑区与边缘系统的连接。C. 皮层与皮层下脑区的连接。D. 展示节点与 117 条连接的 3D 结构图。红线，同侧半球连接；绿线，对侧半球连接。

图 3-12　功能连接特征的构建

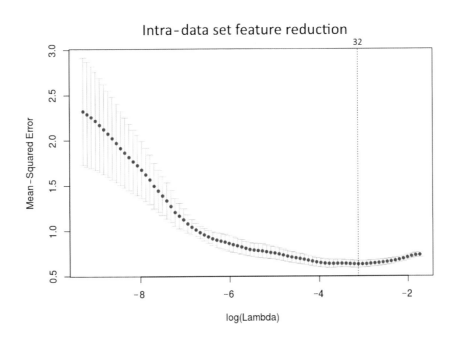

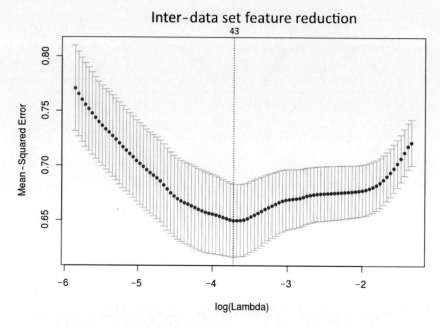

上图为数据集间验证，LASSO 模型的微调参数（λ）选择通过最小标准运用 10 折交叉验证。用最小标准将点状垂线画在优化值处（数值 32 代表 117 个特征降到 32 个特征）。下图为数据集内验证，数值 43 则代表 117 个特征降到 43 个特征。

图 3-13　数据集间及数据集内验证的降特征过程

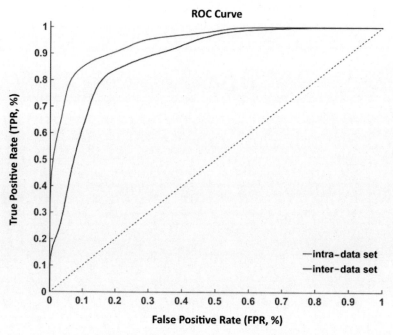

功能连接特征区分精神分裂症患者的 ROC 曲线，x 轴是假阳性率（FPR），y 轴是真阳性率（TPR）。

图 3-14　分类结果

1.2.2 研究二

采用独立成分分析（ICA）探讨了首发未经治疗的精神分裂症言语性幻听患者的 RSNs 模式，并检测每个网络内的 ALFF。幻听患者主要表现为听觉/语言处理与感觉信息滤过的共活动增强（图 3-15），ALFF 分析进一步证实了上述发现，为精神分裂症言语性幻听的病理生理学关联性提供了更好的理解。2016 年研究结果在 CCR 上进行交流，2017 年发表于 *Radiology*，鉴于该论文的重要意义，受 RSNA 邀请撰写该项研究的 News story 对其进行专题采访与报道，彰显了研究团队的国际影响力（http://www.rsna.org/news.aspx?id=21728，具体参见附件）。〔CUI L B, LIU L, GUO F, et al. Disturbed brain activity in resting state networks of first-episode schizophrenia patients with auditory verbal hallucinations: a cross-sectional functional MR imaging study[J]. Radiology, 2017, 283(3): 810-819.〕

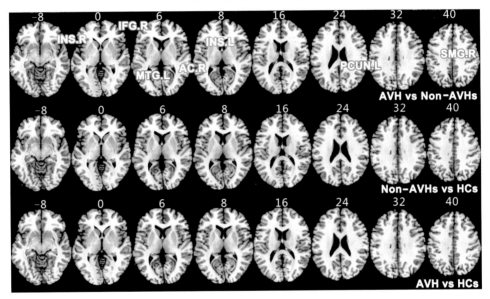

变化脑区覆盖于模板上，橙色代表活动增强，蓝色代表活动减弱。AC，听觉皮层；IFG，额下回；INS，岛叶；MTG，颞中回；PreC，中央前回；SMG，缘上回；PCUN，楔前叶。

图 3-15 听觉网络双回归分析结果

1.2.3 研究三

运用 fMRI 与随机动态因果建模（random dynamic causal modeling, sDCM），结果显示精神分裂症言语性幻听患者与非幻听患者相比丘脑-听觉皮层连接增强与听觉皮层-海马连接减弱（图 3-16）。在精神分裂症言语性幻听患者中听觉皮层对丘脑上行输入的敏感性降低失败，继而出现代偿性海马对听觉输入反应下调，因此，丘脑-听觉皮层-海马通路对精神分裂症言语性幻听似乎十分重要。2016 年研究结果在 ISMRM 第 24 届年会上进行报告〔CUI L B, LI B J, XI Y B, et al. Thalamic-auditory cortical-hippocampal dysconnectivity in first-episode schizophrenia patients with auditory verbal hallucinations. International Society for Magnetic Resonance in Medicine (ISMRM) 24th Annual Meeting & Exhibition[R]. 2016-05-(7-13). Singapore；具体参见附件〕。〔LI B J, CUI L B, XI Y B, et al. Abnormal effective connectivity in the brain is involved in auditory verbal hallucinations in schizophrenia[J]. Neurosci Bull, 2017, 33(3): 281-291.〕

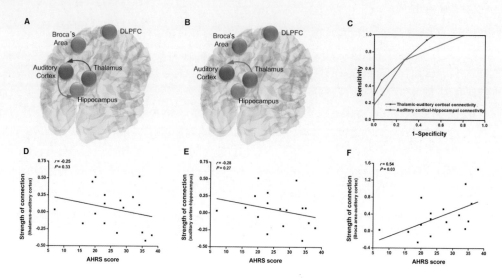

与精神分裂症非幻听患者相比，幻听患者丘脑–听觉皮层有效连接（红色连线）及听觉皮层–海马有效连接（绿色连线）的变化（A 与 B）。上述连接均具有区分幻听与非幻听的能力（C）。丘脑–听觉皮层有效连接强度（D）、听觉皮层–海马有效连接强度（E）、Broca 区–听觉皮层有效连接强度与幻听量表积分（F）的相关性分析。

图 3-16　异常有效连接参与精神分裂症幻听

1.2.4　研究四

通过对比首发精神分裂症患者与健康对照之间的有效连接，频域动态因果建模（spectral DCM）结果显示右侧前扣带皮层到左侧背外侧前额叶（DLPFC）、左侧海马到左侧 DLPFC 的有效连接明显减弱（图 3-17），进一步为精神分裂症失连接假说提供了有力的证据支持。2017 年该论文收录于电子专著 *Mapping psychopathology with fMRI and effective connectivity analysis*（http://journal.frontiersin.org/researchtopic/3471，具体参见附件）。〔CUI LB, LIU J, WANG L X, et al. Anterior cingulate cortex-related connectivity in first-episode schizophrenia: A spectral dynamic causal modeling study with functional magnetic resonance imaging[J]. Front Hum Neurosci, 2015, 9: 589.〕

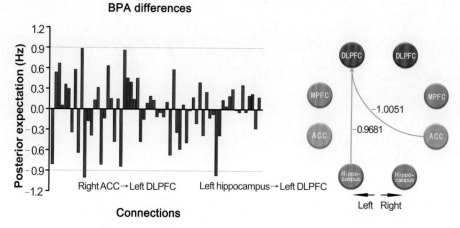

图 3-17　首发精神分裂症患者有效连接分析结果

首发精神分裂症患者前扣带皮层－左侧背外侧前额叶、与海马－背外侧前额叶连接降低。

另外，申请人及课题组前期研究发现，基于 T_1、T_2 及增强 T_1 加权像的影像组学特征可以作为预测胶质母细胞瘤 MGMT（O^6-methylguanine-DNA methyltransferase）启动子甲基化的潜在生物标记物（XI Y B, GUO F, XU Z L, et al. Radiomics signature: A potential biomarker for the prediction of MGMT promoter methylation in glioblastoma[EB/OL]. J Magn Reson Imaging, 2017-09-19. doi: 10.1002/jmri.25860.）。

近年来，申请人在其参与的国家自然科学基金（81571651）等项目的资助下，目前，申请人共发表精神分裂症 fMRI 研究论文 14 篇、神经影像组学研究论文 2 篇（含精神分裂症 fMRI 研究论文 1 篇）、其他脑 fMRI 研究论文 6 篇。

[1] CUI L B, LIU L, GUO F, et al. Disturbed brain activity in resting state networks of first-episode schizophrenia patients with auditory verbal hallucinations: A cross-sectional functional MR imaging study[J]. Radiology, 2017, 283(3): 810-819.

[2] CUI L B, LIU L, WANG H N, et al. Disease definition for schizophrenia by functional connectivity usingradiomicsstrategy[EB/OL]. Schizophr Bull, 2018-02-17. doi: 10.1093/schbul/sby007.

[3] CUI L B, LIU K, LI C, et al. Putamen-related regional and network functional deficits in first-episode schizophrenia with auditory verbal hallucinations[J]. Schizophr Res, 2016, 173(1-2): 13-22.

[4] CUI L B, CHEN G, XU Z L, et al. Cerebral blood flow and its connectivity features of auditory verbal hallucinations in schizophrenia: a perfusion study[J]. Psychiatry Res, 2017, 260: 53-61.

[5] CUI L B, LIU J, WANG L X, et al. Anterior cingulate cortex-related connectivity in first-episode schizophrenia: A spectral dynamic causal modeling study with functional magnetic resonance imaging[J]. Front Hum Neurosci, 2015, 9: 589.

[6] CUI L B, WANG L X, TIAN P, et al. Aberrant perfusion and its connectivity within default mode network of first-episode drug-naive schizophrenia patients and their unaffected first-degree relatives[J]. Sci Rep, 2017, 7: 16201.

[7] LI B J, CUI L B, XI Y B, et al. Abnormal effective connectivity in the brain is involved in auditory verbal hallucinations in schizophrenia[J]. Neurosci Bull, 2017, 33(3): 281-291.

[8] CHANG X, XI Y B, CUI L B, et al. Distinct inter-hemispheric dysconnectivity in schizophrenia patients with and without auditory verbal hallucinations[J]. Sci Rep, 2015, 5: 11218.

[9] XI Y B, LI C, CUI L B, et al. Anterior cingulate cortico-hippocampal dysconnectivity in unaffected relatives of schizophrenia patients: A stochastic dynamic causal modeling study[J]. Front Hum Neurosci, 2016, 10: 383.

[10] QI S, MU Y F, CUI L B, et al. Association of optic radiation integrity with cortical thickness in children with anisometropic amblyopia[J]. Neurosci Bull, 2016, 32(1): 51-60.

[11] QI S, MU Y F, CUI L B, et al. Anomalous gray matter structural networks in recent onset post-traumatic stress disorder[EB/OL]. Brain Imaging Behav, 2017-03-14. doi: 10.1007/s11682-017-9693-z.

[12] CHANG X, COLLIN G, XI Y B, et al. Resting-state functional connectivity in medication-naive schizophrenia patients with and without auditory verbal hallucinations: A preliminary study[J]. Schizophr Res, 2017, 188: 75-81.（第 4）

[13] HUANG P, XI Y B, LU Z L, et al. Decreased bilateral thalamic gray matter volume in first-episode schizophrenia with prominent hallucinatory symptoms: A volumetric MRI study[J]. Sci Rep, 2015, 5: 14505.（第 8）

[14] XI Y B, GUO F, LI H, et al. The structural connectivity pathology of first-episode schizophrenia based on the cardinal symptom of auditory verbal hallucinations[J]. Psychiatry Res, 2016, 257: 25-30.（第 8）

[15] GUO F, XI Y B, GAO M, et al. Alterations in cortical thickness in nonmedicated premature ejaculation patients: A morphometric MRI study[J]. J Magn Reson Imaging, 2018, 47(3): 656-662.（第 8）

[16] LI L, LI B J, BAI Y H, et al. Abnormal resting state effective connectivity within the default mode network in major depressive disorder: A spectral dynamic causal modeling study[J]. Brain Behav, 2017, 7(7): e00732.（第 9）

[17] XI Y B, GUO F, XU Z L, et al. Radiomics signature: A potential biomarker for the prediction of MGMT promoter methylation in glioblastoma[EB/OL]. J Magn Reson Imaging, 2017-09-19. doi: 10.1002/jmri.25860.（第 12）

[18] WANG L X, GUO L, GUO F, et al. Brain white matter fiber tracts involved in post-transjugular intrahepatic portosystemic shunt hepatic myelopathy[J]. Neuroreport, 2017, 28(17): 1164-1169.（第 12）

[19] 田萍, 席一斌, 李陈, 等. 精神分裂症患者透明隔间腔的 MRI 形态学研究 [J]. 放射学实践, 2016, 31(8): 721-724.（第 4）

[20] 吴雨静, 刘康, 任书瑶, 等. 肝性脊髓病患者自发脑活动局部一致性的变化 [J]. 实用放射学杂志, 2017, 33(3): 357-360.（第 4）

[21] 李陈, 席一斌, 陈纲, 等. 首发精神分裂症幻听患者的全脑白质变化研究 [J]. 实用放射学杂志, 2016, 32(1): 1-4.（第 5）

2. 工作条件（包括已具备的实验条件，尚缺少的实验条件和拟解决的途径，包括利用国家实验室、国家重点实验室和部门重点实验室等研究基地的计划与落实情况）

本项目的依托单位第四军医大学是国家 "211 工程" 重点建设院校、国家一流学科建设高校，科研条件完善，科研管理规范。申请人和课题组成员所在单位的科研积累与技术实力雄厚，能够为实验提供所需的保障和条件，完全能够满足项目研究的要求。

第四军医大学医学军事医学心理系设有全国唯一征兵心理检测技术中心、全军唯一军事医学心理学重点实验、全军唯一心理测评技术中心、全军心理卫生研究中心，是集教学、医疗、科研为一体的国家重点学科、教育部重点实验室。在认知心理学及认知神经科学领域积累了突出的学术成果，获国家科技进步一等奖 1 项、军队科技进步一等奖 3 项、军队医学科技重大成果奖 2 项。

西京医院放射科是国家重点（培育）学科、国家药物临床试验机构组成学科、全军重点学科、全军医学影像中心，中华医学会放射学分会单位。先后承担国家与省部级课题 30 余项，近年来的研究成果发表于 *Radiology*、*Schizophr Bull*、*Hum Brain Mapp*、*Clin Cancer Res*、*Breast Cancer Res* 等期刊，荣获军队医疗科技进步二等奖 4 项。拥有 GE、Siemens 等先进的 3.0T MRI 扫描仪。与美国加州大学旧金山分校、荷兰乌特列支大学医学中心、西安电子科技大学等多所知名大学有长期固定的实质性研究作。

西京医院心身科是中华医学会精神病学分会常务委员、中国医师学会精神病学分会常务委员、全军精神病学专业委员会主任委员、中华医学会陕西省精神病学分会主任委员单位。科室拥有 2 个病区以及 MECT 治疗中心、多导睡眠中心、心理治疗中心。承担国家自然科学基金、国家"十一五"支撑计划子课题、国家重大新药创制项目多项，荣获国家科技进步二等奖 1 项。

3. 正在承担的与本项目相关的科研项目情况（申请人和项目组主要参与者正在承担的与本项目相关的科研项目情况，包括国家自然科学基金的项目和国家其他科技计划项目，要注明项目的名称和编号、经费来源、起止年月、与本项目的关系及负责的内容等）

无。

4. 完成国家自然科学基金项目情况〔对申请人负责的前一个已结题科学基金项目（项目名称及批准号）完成情况、后续研究进展及与本申请项目的关系加以详细说明。另附该已结题项目研究工作总结摘要（限 500 字）和相关成果的详细目录〕

无。

（三）其他需要说明的问题

1. 申请人同年申请不同类型的国家自然科学基金项目情况（列明同年申请的其他项目的项目类型、项目名称信息，并说明与本项目之间的区别与联系）

无。

2. 具有高级专业技术职务（职称）的申请人或者主要参与者是否存在同年申请或者参与申请国家自然科学基金项目的单位不一致的情况；如存在上述情况，列明所涉及人员的姓名，申请或参与申请的其他项目的项目类型、项目名称、单位名称、上述人员在该项目中是申请人还是参与者，并说明单位不一致原因

无。

3. 具有高级专业技术职务（职称）的申请人或者主要参与者是否存在与正在承担的国家自然科学基金项目的单位不一致的情况；如存在上述情况，列明所涉及人员的姓名，正在承担项目的批准号、项目类型、项目名称、单位名称、起止年月，并说明单位不一致原因

无。

4. 其他

无。

崔龙彪简历

中国人民解放军第四军医大学，心理系，讲师。

1. 教育经历（从大学本科开始，按时间倒序排序；请列出攻读研究生学历阶段导师姓名）

（1）2017-01—2017-06，乌特列支大学医学中心，联合培养博士研究生，导师：René S. Kahn。
（2）2014-09—2017-06，第四军医大学，西京医院，博士研究生，导师：印弘。
（3）2011-09—2014-06，第四军医大学，航空航天医学系，硕士研究生，导师：余志斌。
（4）2006-09—2011-06，第四军医大学，临床医学，学士。

2. 科研与学术工作经历（按时间倒序排序；如为在站博士后研究人员或曾有博士后研究经历，请列出合作导师姓名）

2017-07 至今，第四军医大学，军事医学心理学系，讲师。

3. 曾使用其他证件信息（应使用唯一身份证件申请项目，曾经使用其他身份证件作为申请人或主要参与者获得过项目资助的，应当在此列明）

无。

4. 主持或参加科研项目（课题）情况（按时间倒序排序）

（1）国家自然科学基金青年项目，81601474，精神分裂症额叶髓鞘发育异常的磁共振研究，2017-01—2019-12，17万元，在研，参加。
（2）国家自然科学基金青年项目，81601456，木僵患者"失连接假说"的多模态脑网络机制的磁共振研究，2017-01—2019-12，18万元，在研，参加。
（3）陕西省重点研发计划项目，2017ZDXM-SF-048，首发精神分裂症髓鞘发育异常的功能磁共振研究，2017-01—2019-12，35万元，在研，参加。
（4）国家自然科学基金面上项目，81571651，难治性精神分裂症幻听机制的神经影像学研究，2016-01—2019-12，60万元，在研，参加。

（5）国家自然科学基金面上项目，31571188，TRPC7 调控疼痛状态下加压素合成和释放的机制研究，2016-01—2019-12，64 万元，在研，参加。

（6）第四军医大学博士学位论文课题资助，2014D07，基于多模态磁共振成像的首发精神分裂症幻听症状相关的脑结构与功能研究，2015-01—2016-12，2 万元，已结题，主持。

（7）国家自然科学基金青年项目，81400952，GSK-3β/PINK1-Parkin 通路调控脑缺血中线粒体自噬的作用及机制研究，2015-01—2017-12，25 万元，已结题，参加。

（8）国家自然科学基金青年项目，31300979，AMPK 可能经减轻心肌细胞内质网应激而发挥抗凋亡作用，2014-01—2016-12，26 万元，已结题，参加。

（9）国家自然科学基金青年项目，31200862，Calpain-2 核转位调节腹主动脉缩窄大鼠肥大心肌细胞凋亡易感性的机制，2013-01—2015-12，23 万元，已结题，参加。

（10）第四军医大学学员课外科学研究课题立项项目，08865-12，TRPC6 与帕金森病发病关系的行为学研究，2008-10—2009-10，1500 元，已结题，主持。

5. 代表性研究成果和学术奖励情况（每项均按时间倒序排序）

请注意：①投稿阶段论文，不要列出；②期刊论文，应按照论文发表时作者顺序列出全部作者姓名、论文题目、期刊名称、发表年代、卷（期）及起止页码（摘要论文请加以说明）；③会议论文，应按照论文发表时作者顺序列出全部作者姓名、论文题目、会议名称（或会议论文集名称及起止页码）、会议地址、会议时间；④应在论文作者姓名后注明第一/通讯作者情况：所有共同第一作者均加注上标"#"字样，通讯作者及共同通讯作者均加注上标"*"字样，唯一第一作者且非通讯作者无须加注；⑤所有代表性研究成果和学术奖励中本人姓名加粗显示。

按照以下顺序列出：① 10 篇以内代表性论著；②论著之外的代表性研究成果和学术奖励。

10 篇以内代表性论著：

[1] **CUI LONG-BIAO**[#], LIU LIN[#], WANG HUA-NING[#], WANG LIU-XIAN[#], GUO FAN, XI YI-BIN, LIU TING-TING, LI CHEN, TIAN PING, LIU KANG, WU WEN-JUN, CHEN YI-HUAN, QIN WEI, YIN HONG[*]. Disease definition for schizophrenia by functional connectivity using radiomics strategy[EB/OL]. Schizophr Bull, 2018-02-17. doi: 10.1093/schbul/sby007.

[2] **CUI LONG-BIAO**[#], LIU LIN[#], GUO FAN, CHEN YUN-CHUN, CHEN GANG, XI MIN, QIN WEI, SUN JIN-BO, LI CHEN, XI YI-BIN, WANG HUA-NING, YIN HONG[*]. Disturbed brain activity in resting state networks of first-episode schizophrenia patients with auditory verbal hallucinations: A cross-sectional functional MR imaging study[J]. Radiology, 2017, 283(3): 810-819.

[3]　CUI LONG-BIAO[#], CHEN GANG[#], XU ZI-LIANG[#], LIU LIN[#], WANG HUA-NING[#], GUO LI, LIU WEN-MING, LIU TING-TING, QI SHUN, LIU KANG, QIN WEI, SUN JIN-BO, XI YI-BIN[*], YIN HONG[*]. Cerebral blood flow and its connectivity features of auditory verbal hallucinations in schizophrenia: A perfusion study[J]. Psychiatry Res, 2017, 260: 53-61.

[4]　CUI LONG-BIAO[#], WANG LIU-XIAN[#], TIAN PING[#], WANG HUA-NING, CAI MIN, GUO FAN, LI CHEN, WU YU-JING, QIAO PENG-GANG, XU ZI-LIANG, LIU LIN, HE HONG, WU WEN-JUN, XI YI-BIN[*], YIN HONG[*]. Aberrant perfusion and its connectivity within default mode network of first-episode drug-naive schizophrenia patients and their unaffected first-degree relatives[J]. Sci Rep, 2017, 7: 16201.

[5]　LI BAO-JUAN[#], CUI LONG-BIAO[#], XI YI-BIN[#], FRISTON KARL J, GUO FAN, WANG HUA-NING, ZHANG LIN-CHUAN, BAI YUAN-HAN, TAN QING-RONG, YIN HONG[*], LU HONG-BING[*]. Abnormal effective connectivity in the brain is involved in auditory verbal hallucinations in schizophrenia[J]. Neurosci Bull, 2017, 33(3): 281-291.

[6]　QI SHUN[#], MU YUN-FENG[#], CUI LONG-BIAO[#], ZHANG JIAN[#], GUO FAN, TAN QING-RONG, SHI MEI, LIU KANG, XI YI-BIN, ZHANG NAN-YIN, ZHANG XIAO-LIANG, HE YONG, YANG JIAN[*], YIN HONG[*]. Anomalous gray matter structural networks in recent onset post-traumatic stress disorder[EB/OL]. Brain Imaging Behav, 2017-03-14. doi: 10.1007/s11682-017-9693-z.

[7]　CUI LONG-BIAO[#], LIU KANG[#], LI CHEN[#], WANG LIU-XIAN, GUO FAN, TIAN PING, WU YU-JING, GUO LI, LIU WEN-MING, XI YI-BIN, WANG HUA-NING[*], YIN HONG[*]. Putamen-related regional and network functional deficits in first-episode schizophrenia with auditory verbal hallucinations[J]. Schizophr Res, 2016, 173(1-2): 13-22.

[8]　XI YI-BIN[#], LI CHEN[#], CUI LONG-BIAO[#], LIU JIAN, GUO FAN, LI LIANG, LIU TING-TING, LIU KANG, CHEN GANG, XI MIN, WANG HUA-NING, YIN HONG[*]. Anterior cingulate cortico-hippocampal dysconnectivity in unaffected relatives of schizophrenia patients: A stochastic dynamic causal modeling study[J]. Front Hum Neurosci, 2016, 10: 383.

[9]　CUI LONG-BIAO[#], LIU JIAN[#], WANG LIU-XIAN[#], LI CHEN, XI YI-BIN, GUO FAN, WANG HUA-NING, ZHANG LIN-CHUAN, LIU WEN-MING, HE HONG, TIAN PING, YIN HONG[*], LU HONG-BING[*]. Anterior cingulate cortex-related connectivity in first-episode schizophrenia: A spectral dynamic causal modeling study with functional magnetic resonance imaging[J]. Front Hum Neurosci, 2015, 9: 589.

[10]　CHANG XIAO[#], XI YI-BIN[#], CUI LONG-BIAO[#], WANG HUA-NING, SUN JIN-BO, ZHU YUAN-QIANG, HUANG PENG, COLLIN GUUSJE, LIU KANG, XI MIN, QI SHUN, TAN QING-RONG, MIAO DAN-MIN[*], YIN HONG[*]. Distinct inter-hemispheric dysconnectivity in schizophrenia patients with and without auditory verbal hallucinations[J]. Sci Rep, 2015,5: 11218.

参与者简历

略。

附件信息

编号	附件名称	备注	附件类型
1	1-CUI L B, Radiology, 2017.	CUI L B[#], LIU L[#], GUO F, CHEN Y C, CHEN G, XI M, QIN W, SUN J B, LI C, XI Y B, WANG H N, YIN H[*]. Disturbed brain activity in resting state networks of first-episode schizophrenia patients with auditory verbal hallucinations: A cross-sectional functional MR imaging study[J]. Radiology, 2017, 283(3): 810-819.	代表性论著
2	2-CUI L B, Schizophr Bull, 2018.	CUI L B[#], LIU L[#], WANG H N[#], WANG L X[#], GUO F, XI Y B, LIU T T, LI C, TIAN P, LIU K, WU W J, CHEN Y H, QIN W, YIN H[*]. Disease definition for schizophrenia by functional connectivity using radiomics strategy[J]. Schizophr Bull, 2018-02-17. doi: 10.1093/schbul/sby007.	代表性论著
3	3-CUI L B, Schizophr Res, 2016.	CUI L B[#], LIU K[#], LI C[#], WANG L X, GUO F, TIAN P, WU Y J, GUO L, LIU W M, XI Y B, WANG H N[*],YIN H[*]. Putamen-related regional and network functional deficits in first-episode schizophrenia with auditory verbal hallucinations[J]. Schizophr Res, 2016, 173(1-2): 13-22.	代表性论著
4	4-CUI L B, Front Hum Neurosci, 2015.	CUI L B[#], LIU J[#], WANG L X[#], LI C, XI Y B, GUO F, WANG H N, ZHANG L C, LIU W M, HE H, TIAN P, YIN H[*], LU H B[*]. Anterior cingulate cortex-related connectivity in first-episode schizophrenia: A spectral dynamic causal modeling study with functional magnetic resonance imaging[J]. Front Hum Neurosci, 2015, 9: 589.	代表性论著
5	5-CUI L B, Psychiatry Res, 2017.	CUI L B[#], CHEN G[#], XU Z L[#], LIU L, WANG H N, GUO L, LIU W M, LIU T T, QI S, LIU K, QIN W, SUN J B, XI Y B[*], YIN H[*]. Cerebral blood flow and its connectivity features of auditory verbal hallucinations in schizophrenia: A perfusion study[J]. Psychiatry Res, 2017, 260: 53-61.	代表性论著
6	6-RSNA News.	http://www.rsna.org/news.aspx?id=21728.	其他
7	7-ISMRM oral presentation.	ISMRM 24th Annual Meeting &Exhibition, Singapore, 2016-05-(07-13).	其他
8	8-eBook.	http://journal.frontiersin.org/researchtopic/3471.	其他
9	9-Ethics.	Approved Form of IEC, First Affiliated Hospital of Fourth Military Medical University.	其他

签字和盖章页 接收编号：8180070266

申 请 人：崔龙彪 依托单位：******

项目名称：基于影像组学策略的精神分裂症脑标记物及预后预测的 fMRI 研究

资助类别：青年科学基金项目 亚类说明：

附注说明：

申请人承诺：

我保证申请书内容的真实性。如果获得资助，我将履行项目负责人职责，严格遵守国家自然科学基金委员会的有关规定，切实保证研究工作时间，认真开展工作，按时报送有关材料。若填报失实和违反规定，本人将承担全部责任。

签字：

项目组主要成员承诺：

我保证有关申报内容的真实性。如果获得资助，我将严格遵守国家自然科学基金委员会的有关规定，切实保证研究工作时间，加强合作、信息资源共享，认真开展工作，及时向项目负责人报送有关材料。若个人信息失实、执行项目中违反规定，本人将承担相关责任。

编号	姓名	工作单位名称（应与加盖公章一致）	证件号码	每年工作时间/月	签字
1	席一斌	******	******	6	
2	郭钒	******	******	6	
3	黄鹏	******	******	6	
4	蔡敏	******	******	6	
5	刘文明	******	******	6	
6	李陈	******	******	6	
7	田萍	******	******	6	
8	王柳仙	******	******	10	
9	王兴瑞	******	******	10	

依托单位及合作研究单位承诺：

已按填报说明对申请人的资格和申请书内容进行了审核。申请项目如获资助，我单位保证对研究计划实施所需要的人力、物力和工作时间等条件给予保障，严格遵守国家自然科学基金委员会有关规定，督促项目负责人和项目组成员以及本单位项目管理部门按照国家自然科学基金委员会的规定及时报送有关材料。

依托单位公章 合作研究单位公章 1 合作研究单位公章 2

　日期： 　日期： 　日期：

第二节　审议意见

2018 年 8 月 18 日 10：57，题为"申请项目同行评议意见反馈信"的邮件由发件人 report<report@pro.nsfc.gov.cn> 发送至我的邮箱。内容如下。

崔龙彪女士 / 先生：

您好，您申请的自然科学基金项目，经科学部初审、同行专家评议、评审组评审等程序，现获得批准资助。为了使科学基金评审工作更加客观、公正、透明，加强同行之间的交流，我们把同行评议意见全文反馈给您，供您在项目执行时作为参考（请您注意，在反馈的通讯评审意见中函评专家提出的修改意见，仅供参考，不要按此修改计划书；只有在您下载的《批准通知》的最后一栏"修改意见"中有修改意见者才需要按照意见修改计划书相关内容）。

为了使科学基金评审工作更加客观、公正、透明，加强同行之间的交流，我们把同行评议意见全文反馈，该意见仅供您参考。

关于你的项目的同行评议意见如下。

<1>

一、简述申请项目的主要研究内容和申请者提出的科学问题或假说

本研究围绕"fMRI 精神分裂症脑标记物及预测预后"这一关键科学问题，采用精神分裂症多模态磁共振成像，借助影像组学的研究方法，通过整合三个数据集精神分裂症患者的灰质结构、白质纤维及功能连接三重维度的神经影像信息，继而探测精神分裂症的核心脑异常改变，并筛查对精神分裂症预后具有预测功能的脑结构与功能特征，从而深度挖掘出精神分裂症患者治疗反应及功能结局的预测性脑生物学指标。

二、具体意见

（一）申请项目的预期结果及其科学价值和意义

运用多模态磁共振成像技术来预测包括精神分裂症在内的重大精神疾患的治疗反应及预后转归是近年来国内外研究的热点。本课题研究围绕精神分裂症脑标记物及其预测预后潜能这一研究热点，运用影像组学的研究策略与技术，通过跟踪随访患者的治疗反应，进而深入挖掘精神分裂症患者治疗反应的预测性脑生物学指标。具有较强的科学应用价值。

（二）科学问题或假说是否明确，是否具有创新性

申请人明确所提出的两个科学问题：第一，功能磁共振影像组学特征能否作为识别精神分裂症并预测预后的脑标记物。第二，基于功能磁共振成像的精神分裂症脑生物标记物是否具有普适性。这两个科学问题特色鲜明，贴近当下的研究热点。目前，利用功能磁共

振成像来探索精神分裂症的相关发病脑机制的研究已经数见不鲜，但由于不同的研究中心纳入样本及扫描参数的差异，所得的结果也不尽相同。如何获取稳定且可靠的精神分裂症脑影像标志物一直是精神病磁共振脑成像的研究难点。申请人拟采用三个数据集进行交叉验证，可以很好地验证精神分裂症脑生物标记物是否具有普适性这个问题。具有较强的创新性和实用价值。

（三）研究内容、研究方案及所采用的技术路线

本研究的报告正文逻辑清晰，层次分明，重点突出。研究内容充实，研究方案可行，所采用的技术路线明晰，能很好地验证所提出的科学假说，研究方法得当，而且研究者扎实的前期工作使本课题理论上可行，并有大学实验设备保障。

（四）申请人的研究能力和研究条件

申请人为本研究做了大量的前期研究工作，而且研究团队学历和职称组成合理。申请人所在机构也建立了精神分裂症的数据库。这都为本次项目的开展提供了保障。

（五）其他意见或修改建议

无。

<2>

一、简述申请项目的主要研究内容和申请者提出的科学问题或假说

精神分裂症严重危害人类健康，其临床诊断与治疗选择亟须能够反映其神经生物学基础的、客观的、可量化的、特异性的生物标记物指导。然而生物标记物的研发明显滞后。影像组学的发展为解决这一难题带来希望。本项目拟围绕精神分裂症患者脑标记物及其预测预后潜能，跟踪随访患者对治疗的反应。运用影像组学研究策略与技术，重点探索基于 fMRI 的反映其神经生物学基础的特异性生物标记物，深入挖掘精神分裂症患者治疗反应及功能结局的预测性脑生物学指标，有望为临床决策提供依据。

二、具体意见

（一）申请项目的预期结果及其科学价值和意义

项目申请人拟采用结构和功能磁共振成像等影像组学策略提取精神分裂症的脑标记物，并预测疾病的预后效果，有一定的理论价值。然而目前，精神科的诊断和治疗仍然是以目前的主观问诊体系为主，如何将脑科学的研究结果运用到临床中值得进一步思考。

（二）科学问题或假说是否明确，是否具有创新性

该研究针对精神分裂症诊断和治疗困难，选用多模态的磁共振信息探索精神分裂症的诊断和预测治疗反应的生物学标记。研究目标明确，并且运用影像组学策略，具有一定的创新性。然而科学问题的提出比较模糊，该影像组学策略主要针对精神分裂症的哪些病理生理的改变？采用机器学习得到的脑影像学的特征变化如何应用到临床实践？

（三）研究内容、研究方案及所采用的技术路线

该研究内容清晰，研究方案基本完备，技术路线可靠。但如何整合结构和功能磁共振

成像信息来提取脑影像学特征，有待进一步完善。

（四）申请人的研究能力和研究条件

该课题申请人在该领域已经积累了一定的经验，并且在该领域已经发表了高质量的论文，具备完成项目的软硬件的条件。

（五）其他意见或修改建议

无。

<3>

一、简述申请项目的主要研究内容和申请者提出的科学问题或假说

精神分裂症的临床诊断与治疗选择亟待有能够反映其神经生物学基础的、客观的、可量化的、特异性的生物标记物指导。其项目有望通过 fMRI 发现精神分裂症潜在的神经影像学水平的生物标记物。

二、具体意见

（一）申请项目的预期结果及其科学价值和意义

申请人及其团队在前期大量的精神分裂症 fMRI 研究的基础上，立足医学影像学等多学科，进一步研发用于客观诊断、预测治疗反应的生物标记物。

（二）科学问题或假说是否明确，是否具有创新性

本研究首次将影像组学应用于精神分裂症生物标记物的研究当中，对于发现精神分裂症客观诊断及治疗选择的脑标记物发挥重大推动作用。

（三）研究内容、研究方案及所采用的技术路线

研究内容、研究方案及所采用的技术路线严谨，内容新颖，方法可行，研究目标需要进一步完善。

（四）申请人的研究能力和研究条件

申请人的研究经历、水平良好，具备相应的研究条件。

（五）其他意见或修改建议

无。

<4>

一、简述申请项目的主要研究内容和申请者提出的科学问题或假说

该项目拟围绕精神分裂症脑标记物及其预测预后潜能，采集高分辨 MRI、fMRI、DTI 等影像数据，跟踪随访精神分裂症患者对治疗的反应，运用影像组学研究策略与技术，探索其神经生物学基础的特异性生物学标记物和治疗反应及功能结局的预测性脑生物学指标。

二、具体意见

（一）申请项目的预期结果及其科学价值和意义

该项目试图探索基于 fMRI 的反映其神经生物学基础的特异性生物标记物，挖掘其治疗反应及功能结局的预测性脑生物学指标，有望为临床决策提供依据，具有一定的科学意义和潜在的临床价值。

（二）科学问题或假说是否明确，是否具有创新性

未见明确科学假说，研究具有一定创新性。

（三）研究内容、研究方案及所采用的技术路线

研究内容、研究方案及所采用的技术路线可行，方法的逻辑性较好。

（四）申请人的研究能力和研究条件

申请人的研究能力较好，前期研究基础扎实，完成该项目的研究条件已具备。

（五）其他意见或修改建议

无。

<5>

一、简述申请项目的主要研究内容和申请者提出的科学问题或假说

本课题旨在基于影像组学策略，通过多模态磁共振多角度探索精神分裂症（schizophrenia, SZ）特异性生物标记物，有一定的科学价值。科学假说为运用影像组学策略，有望优化多模态磁共振的结构和功能的有效整合，从而将 SZ 患者更加精准地识别出来，并发现能够预测其预后的生物标记物，为 SZ 防治提供新的干预靶点，具有重要的科学意义和潜在的临床价值。

二、具体意见

（一）申请项目的预期结果及其科学价值和意义

SZ 是当今社会的高发神经精神疾病之一，严重危害人类健康，对患者家庭和社会带来沉重负担。研究其生物标记物，为防治提供新的干预靶点具有重要的临床与社会意义。立项依据中"……本申请书中的 fMRI 包括高分辨率成像、基于血氧水平依赖脑功能成像（blood oxygen level dependent functional magnetic imaging, BOLD-fMRI）和扩散张量成像（diffusion tensor imaging, DTI）……"表述需要推敲，是否改为多模态磁共振更合适，因为 fMRI 为功能磁共振成像，并不包括结构像和弥散张量成像。

（二）科学问题或假说是否明确，是否具有创新性

申请人基于影像组学策略与技术，深入挖掘精神分裂症患者治疗反应及结局的预测性脑生物学指标，能基本反应学科前沿，创新性较好。

（三）研究内容、研究方案及所采用的技术路线

该研究采用传统影像学分析手段，有望顺利开展所拟开展的研究。研究方案中没有讨

论入组被试个数是否具有足够的统计显著性。研究内容具体，技术路线清晰，方法基本可行，能够验证申请人所提出的科学假说。

（四）申请人的研究能力和研究条件

申请人具有丰富的临床研究基础与经验，并具备其研究的所需的软硬件条件。

（五）其他意见或修改建议

无。

专家评审组意见：该项目经学科评审组专家讨论、投票，获赞成票超过半数，建议资助。

国家自然科学基金委员会

医学科学部医学科学五处

联系电子邮件地址：liez@mail.nsfc.gov.cn

受国家自然科学基金委员会的委托，国家科技评估中心（科技部科技评估中心）作为第三方机构，开展2018年度科学基金绩效评价工作。对项目申请人进行问卷调查，是科学基金绩效评价工作中的一项重要内容。您的意见和观点对于客观反映科学基金绩效具有重要价值。填写问卷将占用您10—20分钟时间，请您登录问卷网址（http://39.104.121.207:1022/Search/Questionnairet?id=c9f951cd-41a2-43d7-84b8-c80328d76e8e）在线填写问卷。感谢您对本次调查工作的支持！国家科技评估中心问卷咨询电话：010-62169560，010-62169565。

(ISIS584763SN：13308936)

第三节　反　思

根据申报条件要求，应届研究生在读期间不能作为负责人申报项目。因此，毕业后的第一次申请机会显得尤为珍贵，能够在毕业后第一时间获得项目资助也是众多青年科技工作者的迫切期望。本人于2017年夏天博士研究生毕业，获得医学博士学位，并留校工作，从此踏上逐渐独立开展科研工作的艰难道路。幸运的是，青年项目在2018年的首次申报中获得批准，在平台的支撑和导师的支持下开始独立负责课题研究。在此，本人特将项目申报过程中的些许心得体会与您分享，也衷心希望会对即将申请项目的青年读者有所启发和帮助。

一、初生牛犊不怕虎，怕的是"孤独"

项目负责人只有一人，但项目申报绝非一个人的事情。尤其是青年项目，初生牛犊不怕虎，怕的是"孤独"。对于"白手起家"的年轻科研人员来说，项目申报的每个环节无不体现团队的力量。2018年3月10日，是本人正式提交申请书的日期，3月14日获悉通过单位审核，申报工作告一段落。于是，怀着充满期待而又时而平静时而焦躁的心情发表了一条洋洋洒洒的状态，如今读来仍旧思路清晰，虽有些许不妥，却意犹未尽。

至此，国家自然科学基金部分项目申请个人层面的工作应该可以告一段落了。作为2017 年应届博士研究生毕业，2018 年首次获得申请资格这一批新生代而言，虽然第一次申请，有些想法愿与"小同行"分享。

第一，兵马未动，粮草先行。提前准备，不打没有准备的仗。项目申请中能够体现"蓄谋已久"的几个重要内容包括科学问题、研究基础、代表性论著。本人的想法最初是在 2017 年 6 月萌生、9 月成形的，泛泛而谈，即希望解决临床问题，最终能使患者受益。更进一步讲，实际上它是本人的博士研究生课题（2014—2017）、博士研究生学位论文课题资助（2015）、吴瑞奖学金申请（2015，网评成功、面试失败）、公派留学研究课题（2017）一贯方向——精神分裂症功能磁共振成像——的延续与进阶。插播一句"代言"："fMRI，我们只做精神分裂症。"正是过去三年多的专注与积累，研究基础部分才能呈现包括 *Radiology*、*Schizophr Bull* 在内的 16 篇第一／共同第一作者 SCI 收录论文和 *RSNA News* 专题采访报道、ISMRM oral presentation，以期打动评审专家，以及稍有底气地罗列全部都是精神分裂症 fMRI 研究的 9 篇代表性论著。最后，申请书则是 10 月开始动笔、12 月完成初稿。如此看来，毫不夸张地说，准备应该从博士研究生入学那一刻算起。

第二，行家里手，值得拥有。本人在申请书撰写的过程中，除了导师，还邀请了同一领域或相关领域的两位教授、两位副教授和一位博士研究生指导，他们均是科研高手、基金申请"红旗手"，为本人提供了靶向意见和精准建议，申请书质量最终得以大幅提高。

第三，轻关易道，通商宽农。一个人的聪明才智终究是有限的，不妨打开大门，开放包容、集智攻关。起初，本人向去年申请成功的"一哥"和"一姐"求来范本、求得真经；其后，常与本轮申请中的难见（姐）难弟（妹）们探讨细节、互通有无；终末，有幸获得机关处室专业人士多年呕心沥血的迷之精髓、神之提点。智慧从集体来，力量从团结来。

时而持续性、时而阵发性的挣扎与慌乱戛然而止，真心希望各位取得成功，数月之后见分晓。

踏破热那亚（位于意大利西北部的港口城市），转眼已是一周年，不论成败，大不了再来！申报项目如同旅行，沿途风光惊喜无限，每每回忆都是难忘点滴。

二、审议意见潜心读，扬长避短处

如前所述，2018 年 8 月 18 日 10：57 审议意见如期而至，不过，科学基金网络信息系统中的状态变更早在前一天便已"泄露天机"。时间久了，不确定当时状态是否为"已批准"，不过，据此确实可以判断出项目获批。收到审议意见简直如获珍宝，精选浅绿色打印纸通篇打印，反复研读，生怕疏漏一个标点符号。尽管未写入《批准通知》"修改意见"一栏的通讯评审意见供项目执行时作为参考。时至今日，这些意见仍值得仔细探讨，方可在后续工作中扬长避短。其中，涉及两点令本人印象深刻。

一是五位函评专家中有两位针对科学问题或假说提出异议。一位称"科学问题的提出比较模糊"，另一位称"未见明确科学假说"。不难理解，评议专家希望看到的是通过回顾当前进展，明确提出具体的神经影像学特征可能具有作为精神分裂症脑标志物的潜能。换言之，即哪个脑区的灰质或白质的什么测量值能够识别患者、预测预后。这对本人来说，的确是个警示信号，通过对科学问题或假说的清晰阐述，采用后续设计的实验加以证明，才更加符合科学研究的流程，总体研究体量可控，便于理解。

二是表述不当。在研究意义中，有一处不应该写为"fMRI"，而"多模态 MRI"则更为妥帖。差之毫厘，失之千里，看似一个字母"f"的差别，实则表述内容大有不同。这类问题触犯一次是评议专家高抬贵手，倘若多次难免被"打入冷宫，休想翻身"。

三、形式与内容并重，是为申请书

内容的重要性毋庸置疑，科学问题贴近临床实践，立项依据充分，实验设计合理，创新性强，研究基础与工作条件良好，都是项目获批的基本要素。作为尚且年轻的科研人员，在此不做赘述。在保证内容的前提下，将形式做到极致，更是申请书该有的样子。为了格式工整，规范美观，风格保持统一，难免强迫观念和强迫行为发作。

实例 1：

预算说明书是填好后自行上传，可自行调整，于是在每个科目名称和经费之间留有 2 个空格，前后一致。例如：

1. 设备费　0.50 万元
2. 材料费　1.00 万元

注意，真的是 2 个空格！

实例 2：

制作图的功夫不在软件使用，而在设计思路，既有华丽丽的外表，更有沉甸甸的底蕴，你品，你细品。例如：申请书中的图 3-1，Kahn 教授是本人博士研究生期间留学荷兰时的国外导师，Kupfer 教授也是本人在 CSP2019（中华医学会第十七次全国精神医学大会）与其握手合影、交流的精神病学领域又一"大牛"。可以说，照片但用不一定无妨，毕竟，本人真是非常敬佩他们的学术成就。此外，本人还是要强烈推荐图 3-2 和图 3-4，它们也是"呕心沥血"的作品。

实例 3：

图注简洁明了，序号与题目之间 2 个空格，加粗，涉及文献出处时，放在括号中〔根据出版要求，按照《信息与文献　参考文献著录规则》（GB/T 7714—2015）列出，与原申请书有差异〕。例如：

图 3-3　自闭症谱系障碍海马与杏仁核特征的影像组学研究流程
〔CHADDAD A, DESROSIERS C, HASSAN L, et al. Hippocampus and amygdala radiomic biomarkers for the study of autism spectrum disorder[J]. BMC Neurosci, 2017, 18(1): 52.〕

实例 4：

参考文献〔根据出版要求，著录格式按照《信息与文献　参考文献著录规则》（GB/T 7714—2015）列出，与原申请书有差异〕。格式统一不难实现，文献管理软件一键生成，不过还是要仔细检查，以免例外。要注意使用参考文献处序号的一一对应性。例如：

[1] BECKER A E, KLEINMAN A. Mental health and the global agenda[J]. N Engl J Med, 2013, 369(1): 66-73.

实例5：

想要对仗工整，总得数着字数绞尽脑汁。例如：

3.3.1　项目立项依据充分，目标内容可行

3.3.2　项目前期基础扎实，成员经验丰富

3.3.3　实验条件保障充分，被试来源充足

实例6：

在介绍与本项目相关的研究工作积累和已取得的研究工作成绩时，若想传达研究方向始终如一，字符加粗用起来。例如：

[1] **CUI LONG-BIAO**[#], LIU LIN[#],GUO FAN, CHEN YUN-CHUN, CHEN GANG, XI MIN, QIN WEI, SUN JIN-BO, LI CHEN, XI YI-BIN, WANG HUA-NING, YIN HONG[*]. Disturbed brain activity in resting state networks of first-episode schizophrenia patients with auditory verbal hallucinations: A cross-sectional functional MR imaging study[J]. Radiology, 2017, 283(3): 810-819.

实例7：

终于到了附件信息，自然是不会放过，就连附件名称都是带有设计感的，饱含满满诚意的代表性论著跃然纸上，是本人，是高质量期刊，是最新发表结果。例如：

1-CUI L B, Radiology, 2017.

2-CUI L B, Schizophr Bull, 2018.

3-CUI L B, Schizophr Res, 2016.

4-CUI L B, Front Hum Neurosci, 2015.

5-CUI L B, Psychiatry Res, 2017.

综上所述，强迫观念和强迫行为无疑。不过形式本身并无实质作用，无非锦上添花，兼顾清新美观与得体实用即可，切勿因小失大。自从项目获批后，申请书常被索要，每次发送邮件，本人都会附上一句"私用误传"。捧着自己的申请书，总会有种敝帚自珍的小家子气，自视为艺术品一样的反复端详，百看不厌。现在，大可不必，公之于众，开启大检阅模式，好坏对错，见仁见智。

项目是个完整的故事，申请项目也是故事，故事讲到这里，衷心希望您的项目获批，实现"基金自由"！

（崔龙彪）

第四章 首发精神分裂症额叶髓鞘发育异常的 磁共振研究

要点提示：

1. 首发精神分裂症（schizophrenia, SZ）额叶髓鞘发育异常的磁共振研究，将揭示额叶髓鞘发育异常在 SZ 发病中的作用及机制，明确额叶－边缘系统白质改变及其临床关联性，最终为 SZ 的早期诊断及优化治疗提供客观依据，具有重要的科学意义和临床价值。

2. 评议意见中需要留意的建议包括"申请人提出的科学问题较大，而申请人申请青年项目的科学问题不够聚焦""申请人采用两个年龄段的确定依据不充分""申请人对两组人群研究没有考虑药物治疗、病程及其他干扰因素对白质髓鞘的影响"。因此推测可行性不佳。最终笔者推测评分为 B，虽然有一些意见并不乐观，但因为科学性和创新性尚可，所以予以资助。针对评审意见，撰写青年项目时科学问题需要更聚焦于一个基本问题，且需要专家帮助论证可行性。

3. 申请书撰写建议包括了解游戏规则、锲而不舍、选题有舍有得、研究基础为先、态度永远认真。同时一定要寻求帮助，在有经验的专家学者指导下方能事半功倍。

第一节 申请书

因申请书是通过国家自然科学基金网络信息系统（https://isisn.nsfc.gov.cn/egrantweb/）填报并自动生成文件，在此格式细节有所调整，但内容保持一致。

申请代码	H1802
接收部门	
收件日期	
接收编号	8160070208

国家自然科学基金

申 请 书

（2016版）

资助类别：青年科学基金项目

亚类说明：_____

附注说明：_____

项目名称：首发精神分裂症额叶髓鞘发育异常的磁共振研究

申请人：席一斌_____ 电话：******_____

依托单位：******_____

通讯地址：******_____

邮政编码：******_____ 单位电话：******_____

电子邮箱：535113@qq.com_____

申报日期：2016-01-18

国家自然科学基金委员会

基本信息

<table>
<tr><td rowspan="9">申请人信息</td><td>姓名</td><td>席一斌</td><td>性别</td><td>男</td><td>出生年月</td><td>******</td><td>民族</td><td>汉族</td></tr>
<tr><td>学位</td><td>硕士</td><td>职称</td><td colspan="2">主治医师</td><td>每年工作时间/月</td><td colspan="2">8</td></tr>
<tr><td>电话</td><td colspan="3">******</td><td>电子邮箱</td><td colspan="3">535113@qq.com</td></tr>
<tr><td>传真</td><td colspan="3"></td><td>国别或地区</td><td colspan="3">中国</td></tr>
<tr><td colspan="4">个人通讯地址</td><td colspan="4">******</td></tr>
<tr><td colspan="4">工作单位</td><td colspan="4">******</td></tr>
<tr><td colspan="4">主要研究领域</td><td colspan="4">精神分裂症的磁共振研究</td></tr>
</table>

<table>
<tr><td rowspan="3">依托单位信息</td><td>名称</td><td colspan="3">******</td></tr>
<tr><td>联系人</td><td>******</td><td>电子邮箱</td><td>******</td></tr>
<tr><td>电话</td><td>******</td><td>网站地址</td><td>******</td></tr>
</table>

<table>
<tr><td rowspan="2">合作研究单位信息</td><td>单位名称</td></tr>
<tr><td></td></tr>
</table>

<table>
<tr><td rowspan="8">项目基本信息</td><td>项目名称</td><td colspan="2">首发精神分裂症额叶髓鞘发育异常的磁共振研究</td></tr>
<tr><td>英文名称</td><td colspan="2">The magnetic resonance imaging study of frontal lobe myelination abnormality in first-episode schizophrenia patients</td></tr>
<tr><td>资助类别</td><td>青年科学基金项目</td><td>亚类说明</td></tr>
<tr><td>附注说明</td><td colspan="2"></td></tr>
<tr><td>申请代码</td><td>H1802. fMRI 与脑、脊髓功能异常检测</td><td>H1801. 磁共振结构成像与疾病诊断</td></tr>
<tr><td>基地类别</td><td colspan="2"></td></tr>
<tr><td>研究期限</td><td colspan="2">2017-01-01—2019-12-31</td></tr>
<tr><td>申请直接费用</td><td colspan="2">33.048 万元</td></tr>
</table>

<table>
<tr><td>中文关键词</td><td>磁共振成像；精神分裂症；首发；扩散峰度成像；定量磁化率成像</td></tr>
<tr><td>英文关键词</td><td>Magnetic Resonance Imaging; Schizophrenia; First-episode; Diffusion kurtosis imaging; Quantitative susceptibility mapping</td></tr>
</table>

中文摘要

　　精神分裂症（SZ）严重危害人类健康，但该病的病理机制不明。以往的尸检及动物实验发现 SZ 患者额叶存在髓鞘异常，近期研究发现少突胶质细胞发育、分化异常与 SZ 有重要关系。同时，SZ 的髓鞘异常具有一定的遗传背景，且 SZ 发病高峰期与髓鞘发育晚期重叠。因此，我们推测青春后期及成年早期的额叶髓鞘发育异常是 SZ 的重要病理机制。目前借助磁共振技术探讨 SZ 脑白质的研究众多，然而多数未充分考虑髓鞘发育这一关键因素，未对 SZ 年龄进行系统分层研究，致使到目前为止，额叶髓鞘发育异常在 SZ 发病中的机制尚不清楚。本研究拟采用扩散峰度成像、定量磁化率成像等磁共振技术，以首发 SZ 为研究对象，从白质分析出发，探索额叶－边缘系统结构网络及主要功能连接模式的变化及关系，并进一步研究白质异常与临床症状的相关性，以期通过上述研究深入理解髓鞘发育在 SZ 发病中的作用及相关机制，为 SZ 的早期诊断及优化治疗提供客观依据。

英文摘要

　　Schizophrenia is a debilitating mental illness with a high worldwide lifetime risk. The neuropathological basis of schizophrenia remains elusive despite centuries of scientific investigation and it may affect diagnose, as well as intervention for this disease. Previous studies indicated that the development and differentiation of oligodendrocytes have a close relationship with schizophrenia. It is also proved that myelination abnormality in schizophrenia is highly genetic related. Moreover, frontal lobe myelination interruption in schizophrenia and the late adolescence are timely overlapping. These all indicated that myelination, especially the frontal lobe myelination is one key factor in schizophrenia. However, for those white matter magnetic resonance imaging studies in first-episode schizophrenia patients, there is a lack of consensus about the localization and extent of the brain areas. The reason may be related to the different size of the samples, the width of age range and the strictness of the age stratification. Systematic study of neuroimaging and clinical features under schizophrenia age grouping for this hypothesis is still lacking. Our current project aims to clarify the frontal lobe myelination abnormality as one great characteristic for schizophrenic diagnose with the multi-modality brain imaging strategy, including diffusion kurtosis imaging and quantitative susceptibility mapping. We will observe the relationship between myelination abnormality and structure, as well as functional network in schizophrenia. The possible correlation between microstructural white matter differences and clinical performances will also be investigated. This project could offer better understanding for the pathogenesis mechanism of schizophrenia, and set neuroimaging indicator as new criteria for diagnosing the disease.

项目组主要参与者（注：项目组主要参与者不包括项目申请人）

编号	姓名	出生年月	性别	职称	学位	单位名称	电话	电子邮箱	证件号码	每年工作时间/月
1	郭钒	******	女	讲师	博士	*******	******	******	******	6
2	崔龙彪	******	男	博士研究生	硕士	*******	******	******	******	8
3	李宝娟	******	女	讲师	博士	*******	******	******	******	6
4	郭力	******	女	主治医师	硕士	*******	******	******	******	6
5	武文珺	******	女	主治医师	硕士	*******	******	******	******	6
6	李陈	******	男	硕士研究生	学士	*******	******	******	******	8
7	王柳仙	******	女	硕士研究生	学士	*******	******	******	******	8

总人数	高级	中级	初级	博士后	博士研究生	硕士研究生
8	5	1	2			

国家自然科学基金项目资金预算表（定额补助）

项目申请号 / 项目批准号：8160070208　项目负责人：席一斌　金额单位：万元

序号	科目名称	金额
1	一、项目资金	33.048
2	（一）直接费用	27.54
3	1. 设备费	0.00
4	（1）设备购置费	0.00
5	（2）设备试制费	0.00
6	（3）设备改造与租赁费	0.00
7	2. 材料费	3.75
8	3. 测试化验加工费	11.20
9	4. 燃料动力费	0.00
10	5. 差旅费	1.80
11	6. 会议费	0.41
12	7. 国际合作与交流费	0.00
13	8. 出版 / 文献 / 信息传播 / 知识产权事务费	2.40
14	9. 劳务费	7.20
15	10. 专家咨询费	0.78
16	11. 其他支出	0.00
17	（二）间接费用	5.508
18	其中：绩效支出	1.377
19	二、自筹资金	0.00

预算说明书（定额补助）

（请按《国家自然科学基金项目资金预算表编制说明》中的要求，对各项支出的主要用途和测算理由及合作研究外拨资金、单价 ≥ 10.00 万元的设备费等内容进行详细说明，可根据需要另加附页。）

本课题由第四军医大学单独完成。申请费用 33.048 万元。其中：设备费 0.00 万元、材料费 3.75 万元、测试化验加工费 11.20 万元、燃料动力费 0.00 万元、差旅费 1.80 万元、会议费 0.41 万元、国际合作与交流费 0.00 万元、出版 / 文献 / 信息传播 / 知识产权事务费 2.40 万元、劳务费 7.20 万元、专家咨询费 0.78 万元、其他支出 0.00 万元、间接费用 5.508 万元（其中绩效支出 1.377 万元）。

1. 设备费　0.00 万元

2. 材料费　3.75 万元

磁共振数据及临床数据收集、存储耗材约 3.75 万元，如降噪耳塞、刻录机、刻录光盘、数据库硬盘、临床量表纸张、复印、打印费用。

3. 测试化验加工费　11.20 万元

MRI 扫描费用，2.80 万元：140 例患者与 140 例正常人，约 100 元 / 例（本科室科研项目扫描费用只付成本费），共计 100 元 / 例 ×280 例 =2.80 万元。

心理测试费，1.40 万元：140 例患者与 140 例正常人，约 50 元 / 例，共计 50 元 / 例 ×280 例 =1.40 万元。

被试费，2.80 万元：140 例患者与 140 例正常人，约 100 元 / 例，共计 100 元 / 例 ×280 例 =2.80 万元。

磁共振数据处理分析费，4.20 万元：280 套，约 150 元 / 套，共计 150 元 / 套 ×280 套 =4.20 万元。

4. 燃料动力费　0.00 万元

5. 差旅费　1.80 万元

每年参与相关学术会议 1 次，每次 2 人，共 3 年，每次约 3000 元 / 人，总计约 1.80 万元。

6. 会议费　0.41 万元

项目其中课题组共举行 3 次会议，一次对数据采集进行统筹安排；一次在项目中期的时候对收集的数据进行汇总汇报，督促数据能如期完成收集，对预处理结果进行讨论；一次对撰写的论文进行讨论，每次会议日程平均为 1 天，参加人员约为 8 人·次，课题组负责食宿，餐饮：70 元 /（人·次·天）×1 天 ×8 人 ×3 次 ≈0.17 万元，对住家较远的成员提供住宿：200 元 /（人·次·天）×1 天 ×4 人 ×3 次 =0.24 万元，共计 0.41 万元。

7. 国际合作与交流费　0.00 万元

8. 出版 / 文献 / 信息传播 / 知识产权事务费　2.40 万元

按照每篇文章版面费、审稿费平均 0.50 万元计，3 年共计发表 SCI 文章约 3 篇，总计 1.50 万元；在国内核心期刊发表文章按每篇文章版面费、审稿费平均 0.30 万元，3 年共计发表 3 篇，总计 0.90 万元。以上各项合计 2.40 万元。

9. 劳务费　7.20 万元

每名研究生按照工作月每月发放劳务费 1000 元，本项目共有 3 名研究生参加，累积付出劳务费：1000 元 /（人•月）×3 人 ×24 月 =7.20 万元。

10. 专家咨询费　0.78 万元

用于聘请高职专家咨询项目进展、存在问题、解决方案及新理论、新技术应用进行指导等。用于课题研究过程中支付给会议邀请的咨询专家 3 人的费用，每人平均咨询、指导 2 天，每天 800 元，合计 0.48 万元；专业技术人员 3 人，每人平均咨询指导 2 天，每天 500 元，合计 0.30 万元。两项总计 0.78 万元。

11. 其他支出　0.00 万元

12. 间接费用　5.508 万元

主要用于本单位相关科研管理机构管理费用及绩效支出。按国家规定扣除，预算经费 5.508 万元，其中绩效支出 1.377 万元。

报告正文

（一）立项依据与研究内容（4000—8000字）

1. 项目的立项依据（研究意义、国内外研究现状及发展动态分析，需结合科学研究发展趋势来论述科学意义；或结合国民经济和社会发展中迫切需要解决的关键科技问题来论述其应用前景。附主要参考文献目录）

1.1　研究意义

精神分裂症（schizophrenia, SZ）是一种严重的精神疾病，全球年发病率为0.4%—1%[1]，在治疗上缺乏有效的方法，是全球公共卫生的重大问题之一[2]。其发病机制尚不清楚，导致诊断及治疗仍存在很多困惑。目前针对SZ的发病机制存在多种解释，其中髓鞘异常假说备受关注[3]。

大量研究已经表明，SZ患者存在脑白质髓鞘异常改变。SZ患者的大脑尸检研究显示额叶白质体积减小且伴有少突胶质细胞变性[4]，而在双环己酮草酰二腙（cuprizone, CPZ）诱导的SZ动物模型中，大脑有髓神经纤维总体积、总长度显著降低[5]。此外，人脑影像学研究也为SZ患者脑白质髓鞘异常提供了众多证据[6,7]。在此基础上，近年来的研究从髓鞘发育角度进一步深入了SZ的髓鞘异常假说。一方面，病理学研究发现少突胶质细胞发育、分化及功能异常与SZ有重要关系[8]，提示少突胶质细胞功能异常可能导致髓鞘发育障碍从而影响正常脑结构及功能；遗传学DNA微阵列研究发现，SZ患者中枢神经系统显著下调的基因包括多个髓鞘发育相关基因如髓鞘相关糖蛋白（myelin associated glycoprotein, MAG）、神经调节蛋白人表皮生长因子受体3ErbB3等[9]，表明髓鞘发育相关基因异常可能导致髓鞘结构及功能异常，最终诱发SZ。另一方面，流行病学研究表明SZ的发病高峰期是青春期及成年早期（18—25岁），而前额叶髓鞘化的时期与此期重叠[10-12]，且精神分裂的核心症状认知功能的改变也主要由此区域负责[13]，据此可以推测额叶髓鞘发育异常与SZ的发生可能密切相关。

通过无创、在体且客观的MRI能够间接定量测量SZ髓鞘异常改变，因此现已成为在体研究SZ髓鞘异常相关脑机制的主要手段之一。一项涵盖8项研究的荟萃分析提示未经治疗的首发SZ患者扣带回、左下纵束、左下额枕束的各向异性（fractional anisotropy, FA）值明显减低[14]。我们前期通过扩散张量成像（diffusion tensor imaging, DTI）也发现在首发SZ患者出现多部位的白质髓鞘损伤，提示左侧额叶与左侧丘脑、左枕颞区的白质连接异常，且这些区域的白质异常与精神分裂症的阳性症状有明显相关性。以上研究均提示额叶-边缘系统的脑白质连接可能存在异常改变。但是，这些研究普遍存在一个问题，即很少考虑到发育因素对SZ髓鞘异常的影像。在以往报道中，被试年龄跨度一般较大（15—38岁不等），难以说明是由发育而导致的髓鞘异常，而较小的样本量往往不足以支持年龄分层分析。因此，未对SZ患者年龄进行有效划分很可能是前期研究结果一致性差，甚至出现阴性结果的重要原因[15,16]。到目前为止，借助影像学技术手段，在SZ患者中从髓鞘发育异常角度探讨机制的研究还很少，极大限制了该假说在临床早期诊断和优化治疗方面的应用。

基于上述文献分析和前期工作基础，本项目拟针对 SZ 髓鞘发育异常这一科学假说进行研究，重点考察青春期晚期及成年早期（18—25 岁）SZ 患者是否存在额叶髓鞘发育异常，从而导致额叶与边缘区的连接异常，并与 SZ 临床症状相关。为了验证这一假说，本项目还在如下两方面进行了针对性设计。首先，考虑到治疗 SZ 的药物可能对髓鞘产生影响，本项目拟采用未经任何治疗的首发精神分裂症患者为研究对象，避免药物等因素对髓鞘的干扰作用，并进一步实现年龄分层研究；其次，虽然 DTI 是目前在体研究脑白质特征的重要手段，能反应髓鞘的完整性，但缺乏特异性，其指标异常是多个状况的结果表现，包括髓鞘异常、纤维交叉、轴突肿胀或萎缩等 [17]，对大脑髓鞘改变的准确反映尚有不足。因此，本项目拟采用扩散峰度成像（diffusion kurtosis imaging, DKI）、QSM 等能更全面、更准确反映白质及髓鞘改变的 MRI 新技术，以弥补 DTI 成像手段的不足；同时结合 BOLD-fMRI 技术分析 SZ 功能连接异常，对髓鞘发育异常可能产生的功能改变进行深入探索。因此本研究拟采用 DKI、QSM、BOLD 磁共振技术，结合临床评分，对未经任何治疗的首发精神分裂患者进行年龄分层研究，通过不同年龄段对照着重分析青春后期及成年早期（18—25 岁）SZ 人群，观察其额叶脑白质异常与临床症状的相关性，以及额叶与边缘区之间的结构功能网络关系，从而揭示额叶髓鞘发育异常在精神分裂症发病的作用及相关神经影像机制，为精神分裂症的早期诊断及优化治疗提供客观依据。

1.2 国内外研究现状

1.2.1 精神分裂症的髓鞘发育异常假说

SZ 是病因未明的重大精神疾病，以思维、情感、行为的分裂以及基本个性改变为特点，属于高复发率、高致残率的慢性迁延性疾病，也是精神疾病中病情最为严重的一种类型 [18]，给患者及其家庭、社会带来沉重负担。然而，尽管人们对于 SZ 认识已经有 100 余年的历史，但是对其诊断治疗并无突破性进展。SZ 诊断中仍存在很多问题，包括概念的界定、生物学标志的缺失等，究其原因是对其发病机制不清楚。目前针对 SZ 的发病机制研究，主要包括以下几方面：遗传假说、神经生化病理假说、生物学－社会假说、髓鞘异常假说等，其中髓鞘异常假说目前备受关注 [9,19]。

髓鞘是由成熟少突胶质细胞突起缠绕轴突形成的多层脂质结构，同时也是脑白质的重要组成部分，当髓鞘出现异常，会影响神经电信号的传递速度及准确性，从而导致脑部信息连接的异常 [20]。SZ 患者的大脑直接尸检研究显示前额叶白质体积减小且伴有少突胶质细胞变性 [4,21]，而少突胶质细胞结构及功能异常在 SZ 患者中可通过削弱信息在有髓神经纤维的跳跃式传导以及神经元之间的信息传导，造成神经网络的失连接，并最终导致重要的神经回路功能退化，出现 SZ 常见的临床表现，如认知和行为的联系缺失 [22]；SZ 动物模型中也发现髓鞘异常改变，如 CPZ 诱导的模型小鼠出现类似 SZ 样行为学，而 CPZ 组小鼠大脑有髓神经纤维总体积、总长度显著降低 [5]。

髓鞘发育即指脑白质的髓鞘形成的过程，也叫髓鞘化，是脑发育成熟的重要标志之一。髓鞘化是脑发育的重要过程，对认知功能，包括注意力、执行功能等均有关键意义。髓鞘化是个动态、有序的过程，人脑髓鞘化最早发生在孕 28 周后的胚胎，前额叶皮质的髓鞘发育完成一直要到成年早期才结束 [23]。在髓鞘发育的复杂过程中，任何不利的因素都可能影响髓鞘发育的正常进行。中枢神经系统脑白质的髓鞘发育异常可引起一系列疾病，这其中就包括多种神经及精神疾病[24]。

近年病理学研究发现少突胶质细胞发育、分化及功能异常与 SZ 有重要关系[8]，提示少突胶质细胞功能异常可能导致髓鞘发育障碍从而影响正常脑结构及功能；遗传学 DNA 微阵列研究发现：SZ 患者中枢神经系统显著下调的基因包括多个髓鞘发育相关基因蛋白如 MAG、神经调节蛋白人表皮生长因子受体 3ErbB3 等[9]，提示髓鞘发育相关基因异常可能导致髓鞘结构及功能异常，最终诱发 SZ；流行病学亦提示精神分裂的发病高峰期是青春期及成年早期（18—25 岁），而前额叶髓鞘化的时期与此期重叠（图 4-1）[10-12]，且精神分裂的核心症状认知功能的改变也主要由此区域负责，提示额叶髓鞘发育与精神分裂的发生密切相关。以上均表明髓鞘发育异常可能是精神分裂的重要病因，那么，如何在体研究髓鞘发育异常在 SZ 中的具体脑神经机制呢？

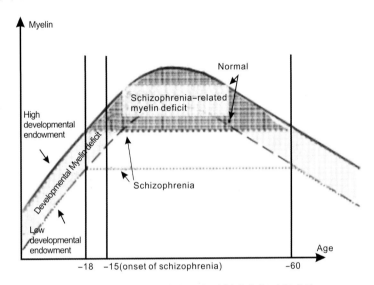

图 4-1 精神分裂症高发期与髓鞘发育期两期重叠

〔DWORK A J, MANCEVSKI B, ROSOKLIJA G, et al. White matter and cognitive function in schizophrenia[J]. Int J Neuropsychopharmacol, 2007,10(4): 513-536.〕

1.2.2 精神分裂症髓鞘异常的影像学研究

磁共振是一种无创且客观的在体研究手段，可以及时发现和定量测量白质异常改变。目前活体研究中除了磁共振对脑白质的观察能间接反应髓鞘的信息外，尚无更好的技术对其进行更精确的研究。DTI 是目前活体研究白质应用最经典且最广泛的技术，其通过检测组织中水分子扩散，能得到各向异性、径向扩散性（radial diffusivity, RD）、轴向扩散性（axial diffusivity, AD）等参数。主要运用的分析方法为基于体素或感兴趣区的 FA 分析以及纤维束示踪的空间统计分析方法。首发 SZ 患者与慢性 SZ 患者比，具有不受病程中复杂社会环境因素改变及长期药物治疗影响的特点，为分析 SZ 病情以及其发病机制提供了最佳的活体模型。基于上述髓鞘异常假说及磁共振的优势，研究者们通过 DTI 技术对首发 SZ 患者的脑白质进行了大量研究，来间接反应髓鞘异常，可以避免药物等因素对髓鞘的干扰作用，以期有效反映髓鞘异常的特征性改变。

前期研究提示内囊、大脑脚、中央前回、丘脑前辐射等白质区在首发 SZ 患者中存在异常[25]；A. Ruef 等则发现首发 SZ 患者广泛脑区均存在 FA 值明显降低，包括上纵束、下纵束、枕束等[26]；2015 年 T. Melicher 等提出首发 SZ 患者在胼胝体、丘脑后辐射等脑区存在 FA 值降低[27]。我们前期通过 DTI 磁共振影像学技术也发现首发 SZ 患者出现多部位的白质损伤，包括左侧钩突束、下额-枕束及左侧丘脑前辐射区的左侧额叶、内囊前肢及左侧外囊白质损伤（图 4-2），导致左侧额叶白质连接异常，且这些区域的白质异常与 SZ 的阳性症状有明显相关性。以上研究均提示，额叶及边缘系统可能参与了 SZ 发生发展过程，并与 SZ 症状有直接相关性[28]。分析前期 SZ 白质髓鞘影像学研究发现，首发精神分裂症患者年龄跨度大（15—38 岁），不能突出髓鞘发育问题，且样本量不足以支持年龄分层研究，这可能是结果差异性大，甚至出现阴性结果的重要原因[15,29]。目前借助 MRI 影像学技术，针对 SZ 髓鞘发育异常机制探索的研究仍然较少。

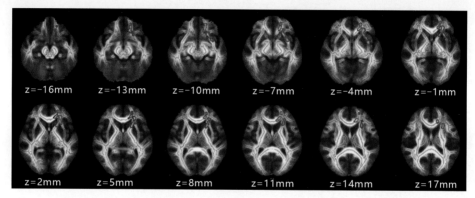

图 4-2　首发 SZ 左侧钩突束、下额-枕束及左侧丘脑前辐射区的左侧额叶、
内囊前肢及左侧外囊 FA 降低

1.2.3　反映在体髓鞘改变的新型影像学策略

虽然 DTI 是磁共振技术中检测白质连接的重要手段，是目前活体研究白质应用最广泛的技术，能反应髓鞘的完整性[30]，但信号不具有特异性，其指标异常反映的是多个状况（如髓鞘异常、纤维交叉、轴突肿胀或萎缩）[17]。因此 DTI 对大脑髓鞘改变的准确反映尚有不足。

扩散峰度成像是基于 DTI 技术的延伸，为描述组织内非正态分布水分子扩散的一种较新的磁共振成像方法，对脑白质内交叉及发散的神经纤维的显示优于传统的 DTI 技术[31,32]。J. H. Jensen 课题组提出基于 DKI 数据的白质双室模型，它将白质进一步区分为轴索内外空间进行分析，对深入认识白质结果更具有价值[33]。相比于 FA，平均峰度（mean kurtosis, MK）不依赖组织结果的空间方位，结构越复杂，非正态分布水分子扩散受限越显著，MK 值也越大，来自天津医科大学总医院的研究团队证明，在精神分裂患者额叶白质微观结构完整性丧失程度上，MK 较 FA 更为敏感[34]。

根据组织磁化率的不同，可以使用磁敏感加权成像（susceptibility weighted imaging, SWI）序列将不同的组织分辨出来。QSM 在 SWI 成像基础上很好地解决了磁化率定量分析的问题[35]。QSM 是通过计算每个体素的磁化率而产生图像，体现了 QSM 技术测量磁化率的可靠性[36]。大脑中白质纤维的逆磁磁化率主要由髓鞘所决定，髓鞘缺失和铁沉积可以增加组织的磁敏感率，而这种变化可以使用 QSM 技术来探测[37]。

另外，新型技术还包括磁化传递成像（magnetization transfer imaging, MTI），MTI 较传统的容积成像对神经病理的改变更敏感，该方法能够探测活体内微小的神经病理学改变[38]。但由于其依赖自由水和结合水两种模型，目前表达的意义并不完全准确[23]。血氧饱和水平检测是基于血氧水平依赖效应的功能磁共振成像，在一定程度上能够判断脑功能区的活动水平，在整体层面研究疾病状态下脑功能的异常。脑结构及脑功能的联合研究近年来被广泛应用于 SZ 机制探索中，其不仅能反映脑结构功能的特征性改变，还可分析二者的联系[39]。上述多种磁共振成像技术，能相互补充完善，通过定性及定量的手段间接表达髓鞘的变化，最终在最大程度上在体反映 SZ 髓鞘发育异常的特征。

1.2.4　本研究的假说及设想

基于上述文献分析和前期工作基础，我们提出青春后期及成年早期（18—25 岁）额叶髓鞘发育异常是 SZ 产生的重要机制，从而导致额叶与边缘区的连接异常，并与精神分裂症临床症状有重要关系（图 4-3）。我们的研究将重点回答以下问题：在体髓鞘发育异常的影像学依据何在？髓鞘发育异常的影像学特征与临床症状的关联如何？额叶 - 边缘系统相关的结构及功能连接在 SZ 脑神经机制中作用如何？阐述上述问题将有助于我们深入了解 SZ 的发病机制并为其早期诊断提供有力依据。本研究拟采用磁共振中的 DKI、QSM、BOLD 技术，结合临床评分，以经过年龄分层的首发 SZ 患者为研究对象，探索额叶髓鞘发育异常在 SZ 发病中的作用，并观察额叶脑白质异常与临床症状的相关性，以及额叶白质异常与边缘区之间的结构功能网络关系。本项目的开展将揭示额叶髓鞘发育异常在 SZ 发病中的作用及机制，明确额叶 - 边缘系统白质改变及其临床关联性，最终为 SZ 的早期诊断及优化治疗提供客观依据。

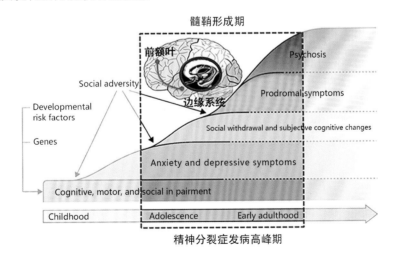

图 4-3　假说图：青春后期及成年早期额叶髓鞘发育异常是 SZ 产生的原因

参考文献

[1]　WHITEFORD H A, DEGENHARDT L, REHM J, et al. Global burden of disease

attributable to mental and substance use disorders: Findings from the Global Burden of Disease Study 2010[J]. Lancet, 2013, 382(9904): 1575-1586.

[2] ADACHI N, HARA T, OANA Y, et al. Difference in age of onset of psychosis between epilepsy and schizophrenia[J]. Epilepsy Res, 2008, 78(2-3): 201-206.

[3] FRISTON K J. The disconnection hypothesis[J]. Schizophr Res, 1998, 30(2): 115-125.

[4] URANOVA N A, VOSTRIKOV V M, VIKHREVA O V, et al.The role of oligodendrocyte pathology in schizophrenia[J]. Int J Neuropsychopharmacol, 2007, 10(4): 537-545.

[5] XU H, LI X. White matter abnormalities and animal models examining a putative role of altered white matter in schizophrenia[J]. Schizophr Res Treatment, 2011, 2011: 826976.

[6] ELLISON-WRIGHT I, BULLMORE E. Meta-analysis of diffusion tensor imaging studies in schizophrenia[J]. Schizophr Res, 2009, 108(1-3): 3-10.

[7] BORA E, FORNITO A, RADUA J, et al. Neuroanatomical abnormalities in schizophrenia: A multimodal voxelwise meta-analysis and meta-regression analysis[J]. Schizophr Res, 2011, 127(1-3): 46-57.

[8] SKRIPULETZ T, LINDNER M, KOTSIARI A, et al. Cortical demyelination is prominent in the murine cuprizone model and is strain-dependent[J]. American Journal of Pathology, 2008, 172(4): 1053-1061.

[9] DAVIS K L, STEWART D G, FRIEDMAN J I, et al. White matter changes in schizophrenia: Evidence for myelin-related dysfunction[J]. Arch Gen Psychiatry, 2003, 60(5): 443-456.

[10] DWORK A J, MANCEVSKI B, ROSOKLIJA G, et al. White matter and cognitive function in schizophrenia[J]. Int J Neuropsychopharmacol, 2007, 10(4): 513-536.

[11] YU H, BI W, LIU C, et al. A hypothesis-driven pathway analysis reveals myelin-related pathways that contribute to the risk of schizophrenia and bipolar disorder[J]. Prog Neuropsychopharmacol Biol Psychiatry, 2014, 51: 140-145.

[12] HOWES O D, MURRAY R M. Schizophrenia: An integrated sociodevelopmental-cognitive model[J]. Lancet, 2014, 383(9929): 1677-1687.

[13] GUO X, LI J, WANG J, et al. Hippocampal and orbital inferior frontal gray matter volume abnormalities and cognitive deficit in treatment-naive, first-episode patients with schizophrenia[J]. Schizophr Res, 2014, 152(2-3): 339-343.

[14] YAO LI, LUI SU, LIAO YI, et al. White matter deficits in first episode schizophrenia: An activation likelihood estimation meta-analysis[J]. Prog Neuropsychopharmacol Biol Psychiatry, 2013, 45: 100-106.

[15] LEE D Y, SMITH G N, SU W, et al. White matter tract abnormalities in first-episode psychosis[J]. Schizophr Res, 2012, 141(1): 29-34.

[16] 席一斌. 精神分裂症全脑白质扩散张量成像的研究 [D]. 西安: 第四军医大学 , 2013.

[17] WHITFORD T J, FORD J M, MATHALON D H, et al. Schizophrenia, myelination, and delayed corollary discharges: A hypothesis[J]. Schizophr Bull, 2012, 38(3): 486-494.

[18] INSEL T R. Rethinking schizophrenia[J]. Nature, 2010, 468(7321): 187-193.

[19] KAROUTZOU G, EMRICH H M, DIETRICH D E. The myelin-pathogenesis puzzle in schizophrenia: A literature review[J]. Mol Psychiatry, 2008, 13(3): 245-260.

[20] NAVE K A, EHRENREICH H. Myelination and oligodendrocyte functions in psychiatric diseases[J]. JAMA Psychiatry, 2014, 71(5): 582−584.

[21] MIYAKAWA T, SUMIYOSHI S, DESHIMARU M, et al. Electron microscopic study on schizophrenia. Mechanism of pathological changes[J]. Acta Neuropathol, 1972, 20(1): 67−77.

[22] BARTZOKIS G, LU P H, AMAR C P, et al. Long acting injection versus oral risperidone in first−episode schizophrenia: Differential impact on white matter myelination trajectory[J]. Schizophr Res, 2011,132(1): 35−41.

[23] WOZNIAK J R, LIM K O. Advances in white matter imaging: A review of in vivo magnetic resonance methodologies and their applicability to the study of development and aging[J]. Neurosci Biobehav Rev, 2006, 30(6): 762−774.

[24] SCHIFFMANN R, VAN DER KNAAP M S. The latest on leukodystrophies[J]. Curr Opin Neurol, 2004, 17(2): 187−192.

[25] CANU E, AGOSTA F, FILIPPI M. A selective review of structural connectivity abnormalities of schizophrenic patients at different stages of the disease[J]. Schizophr Res, 2015, 161(1): 19−28.

[26] RUEF A, CURTIS L, MOY G, et al. Magnetic resonance imaging correlates of first−episode psychosis in young adult male patients: Combined analysis of grey and white matter[J]. J Psychiatry Neurosci, 2012, 37(5): 305−312.

[27] FITZSIMMONS J, KUBICKI M, SHENTON M E. Review of functional and anatomical brain connectivity findings in schizophrenia[J]. Curr Opin Psychiatry, 2013, 26(2): 172−187.

[28] BAKHSHI K, CHANCE S A. The neuropathology of schizophrenia: A selective review of past studies and emerging themes in brain structure and cytoarchitecture[J]. Neuroscience, 2015, 303: 82−102.

[29] MORIYA J, KAKEDA S, ABE O, et al. Gray and white matter volumetric and diffusion tensor imaging (DTI) analyses in the early stage of first−episode schizophrenia[J]. Schizophr Res, 2010, 116(2−3): 196−203.

[30] MELICHER T, HORACEK J, HLINKA J, et al. White matter changes in first episode psychosis and their relation to the size of sample studied: A DTI study[J]. Schizophr Res, 2015, 162(1−3): 22−28.

[31] WU E X, CHEUNG M M. MR diffusion kurtosis imaging for neural tissue characterization[J]. NMR Biomed, 2010, 23(7): 836−848.

[32] JENSEN J H, HELPERN J A. MRI quantification of non−Gaussian water diffusion by kurtosis analysis[J]. NMR Biomed, 2010, 23(7): 698−710.

[33] FIEREMANS E, JENSEN J H, HELPERN J A. White matter characterization with diffusional kurtosis imaging[J]. Neuroimage, 2011, 58(1): 177−188.

[34] ZHU J, ZHUO C, QIN W, et al. Performances of diffusion kurtosis imaging and diffusion tensor imaging in detecting white matter abnormality in schizophrenia[J]. Neuroimage Clin, 2015, 7: 170−176.

[35] HAACKE E M, LIU S, BUCHB S, et al. Quantitative susceptibility mapping: Current status and future directions[J]. Magn Reson Imaging, 2015, 33(1): 1−25.

[36] LANGKAMMER C, SCHWESER F, KREBS N, et al. Quantitative susceptibility mapping (QSM) as a means to measure brain iron? A post mortem validation study[J]. Neuroimage, 2012, 62(3): 1593-1599.

[37] LIU C, LI W, TONG K A, et al. Susceptibility-weighted imaging and quantitative susceptibility mapping in the brain[J]. J Magn Reson Imaging, 2015, 42(1): 23-41.

[38] WOLFF S D, BALABAN R S. Magnetization transfer contrast (MTC) and tissue water proton relaxation in vivo[J]. Magn Reson Med, 1989, 10(1): 135-144.

[39] WAGNER G, CRUZ F DE LA, SCHACHTZABEL C, et al. Structural and functional dysconnectivity of the fronto-thalamic system in schizophrenia: A DCM-DTI study[J]. Cortex, 2015, 66: 35-45.

2. 项目的研究内容、研究目标，以及拟解决的关键科学问题（此部分为重点阐述内容）

2.1 研究内容

2.1.1 首发 SZ 患者额叶髓鞘发育异常的白质结构研究

以往有部分针对首发 SZ 的脑白质研究，然而由于未对患者进行年龄分层，存在很多差异性结果。因此，本部分研究内容将着重探索在不同年龄层次首发 SZ 的脑白质特异性改变，为后续探讨脑结构网络改变提供基础。具体实施包括：①对首发 SZ 2 组不同发病年龄患者（18—25 岁组及 26—35 岁组）及各自匹配的正常对照共 4 组人群进行 DKI、QSM、BOLD 成像采集，然后对 DKI、QSM 数据进行双因素 ANOVA 分析，对比后找出特异性脑区结构，探索髓鞘发育与 SZ 的关系；②事后分析 18—25 岁组额叶与各组的额叶白质的区别，其中 QSM 技术作为 DKI 技术的补充，能互相印证额叶髓鞘异常。

2.1.2 首发 SZ 患者髓鞘异常改变与临床功能相关性研究

对首发 SZ 行为学数据与反映髓鞘改变的影像学数据进行关联分析，为探寻脑结构改变及临床症状之间的关系提供支持，具体包括以下内容：①对首发 SZ 患者 18—25 岁组的额叶白质异常的结构影像学指标进行分析，对关键脑结构数据进行抽取，特别是额叶的髓鞘改变；②进一步结合 SZ 患者临床相关量表数据包括 PANSS 量表等，分析白质改变脑区与临床表象的相关性，探讨髓鞘发育在 SZ 发生、发展过程中的关键作用。对 18—25 岁组首发精神分裂症的髓鞘相关影像学指标及临床功能量表进行相关研究，探讨髓鞘发育异常在疾病发生发展中的作用。

2.1.3 额叶与边缘区脑结构功能网络多模态影像研究

为进一步探索首发 SZ 脑区结构与功能的特性，了解髓鞘发育异常可能的脑结构及功能网络改变，我们提取不同模态下的相关参数进行分析，具体内容如下：①在 DKI 参数的基础上进行纤维追踪，构建白质网络，进一步探讨额叶－边缘区结构网络的特征；②通过 BOLD 进行功能网络构建，探讨基于髓鞘发育异常的白质对功能网络的影响，提取其特征性网络，与结构网络互相对照。深入探索髓鞘发育异常的额叶－边缘区的连接异常，进一步讨论髓鞘发育异常的 SZ 的脑部机制，同时明确 SZ 脑功能与结构网络的改变是否具有一致性，为 SZ 的早期诊断、治疗提供理论依据。

2.2 研究目标

通过年龄分层分析首发 SZ 患者髓鞘发育异常的特征性影像学变化，并与临床相关表征进行相关性分析，以明确髓鞘发育异常在 SZ 发生发展中的重要意义；在此基础上采用网络分析，探索额叶与边缘区之间的结构功能网络特征及相互关联，初步阐明髓鞘发育异常相关脑区在 SZ 中的关键作用及其机制。以期通过以上研究，明确首发精神分裂症患者髓鞘发育异常影像学特征，最终为该指标指导精神分裂症人群的早期诊断及优化治疗提供客观依据。

2.3 拟解决的关键问题

2.3.1 精神分裂症患者是否存在额叶髓鞘发育异常？

目前针对 SZ 发病机制有很多不同的理论，髓鞘发育异常可能成为 SZ 发生发展的关键。以下几点依据可以支持上述观点：第一，病理学研究认为少突胶质细胞发育、分化及功能异常与 SZ 有重要关系，提示少突胶质细胞功能异常可能导致髓鞘发育障碍从而影响正常脑结构及功能；第二，遗传学 DNA 微阵列研究提示 SZ 患者中枢神经系统显著下调的基因包括多个髓鞘发育相关基因，提示 SZ 患者中确实存在髓鞘发育异常；第三，精神分裂的发病高峰期是青春期及成年早期（18—25 岁），而额叶髓鞘化也正在此阶段，两期的重叠性提示了髓鞘发育异常对于精神分裂症的发病可能有关键作用；第四，以往研究及我们前期预实验均表明脑白质在首发 SZ 患者中存在明显异常。因此我们所提出的额叶髓鞘发育异常可能是 SZ 的重要原因之一，具有充足的立论基础。

2.3.2 如何采用磁共振成像技术准确反映髓鞘的异常变化？

以往针对脑白质研究多采用 DTI 技术，能反应髓鞘的完整性，但信号不具有特异性，其指标异常反映的是多个状况（如髓鞘异常、纤维交叉、轴突肿胀或萎缩），对大脑髓鞘改变的准确反映尚有不足。因此选用更准确的影像技术具有关键意义。为了达到这个目标，我们将从以下几方面进行解决：第一，采用 DKI 技术，该技术是 DTI 的扩展，用来探查非高斯分布的水分子扩散特性的方法，对脑白质内交叉和发散神经纤维的显示优于 DTI 技术，可以最大限度真实反映生物组织的真实环境；第二，结合 QSM 技术，通过磁化率定量的方式以不同角度再反映髓鞘的变化；第三，充分结合结构影像和功能影像学手段，采用 BOLD 功能磁共振成像技术，对脑结构网络、功能网络进行分析，进一步探索额叶－边缘区的功能的改变，从而明确髓鞘发育异常对脑结构及功能的作用机制，并提取相关特征性指标。

3．拟采取的研究方案及可行性分析（包括研究方法、技术路线、实验手段、关键技术等说明）

3.1 研究方案及拟采用的关键技术

3.1.1 样本收集

3.1.1.1 募集被试

3.1.1.1.1 首发精神分裂症患者筛选：选取西京医院心身科住院或门诊首发精神分裂症患者，要求患者年龄 18—40 岁，右利手，患者组被试的筛查和诊断采用美国精神病学会制定的《精神障碍诊断与统计手册（第五版）》（The Diagnostic and Statistical Manual of Mental Disorders-5, DSM-5）。采用 PANSS 对患者精神分裂症进行评估，排除标准包括：有严重躯体疾病；除精神分裂症以外的其他精神疾病，如抑郁、人格障碍等；有脑外伤史者；有长期物质滥用史者；闭角型青光眼；有癫痫病史者；无监护人者。然后对入组的首发精神分裂症组进行年龄上的分层，包括发病年龄及磁共振采集时的年龄均在 18—25 岁及 26—35 岁的两组人群，其中 18—25 岁组预计采集约 80 样本，26—35 岁采集约 60 样本（样本量的确定是根据前期参加 973 项目"弥漫性脑损害精神分裂症的脑网络研究"的经验基础上进行预估的，是在能保证质量条件下最低能完成的样本数，其中 18—25 岁的首发 SZ 患者较多，可以完成更多样本采集）。

3.1.1.1.2 健康对照组：经社会招募，要求年龄为 18—25 岁及 26—35 岁的两组人群，与患者组匹配，右利手，无严重躯体疾病；除精神心理异常，如抑郁、人格障碍等；无脑外伤史者；无长期物质滥用史者；无闭角型青光眼；无癫痫病史者。

3.1.1.2　采集数据：对所有被试者均在 3.0T MR 扫描仪（GE Discovery MR750）采集 DKI、QSM、BOLD 影像学数据

3.1.1.2.1 DKI 参数：扩散峰度成像（diffusion kurtosis imaging, DKI）是近年提出用于探查水分子扩散特性的方法，对脑白质内交叉和发散神经纤维的扩散优于 DTI。本研究 DKI 数据的采集使用单次激发自旋回波－平面回波成像（spin-echo single-shot echo planar imaging, SE-EPI）序列。重复时间：7500ms；回波时间：100ms；矩阵：128×128；视野：220mm×180mm；层厚：2.5mm；层间距：0；25 个编码扩散方向 b 值：1000，2000s/mm^2；10 幅非扩散加权图像 b 值：0s/mm^2。

3.1.1.2.2 QSM 参数：QSM 数据的采集使用 3D 多回波扰相梯度回波（GRE）序列，参数如下。重复时间：58.4ms；回波时间：5ms；每个像素的带宽：±62.5Hz；矩阵：128×128；翻转角：15°；层厚：1.5mm；视野：220mm×180mm。

3.1.1.2.3 BOLD 参数：BOLD-fMRI 数据使用 Gradient-echo EPI 序列采集，轴位扫描，回波时间＝30ms，重复时间＝2000ms，层厚＝3.0mm，层间距＝0mm，视野＝240mm×240mm，翻转角＝90°，层数＝36，矩阵大小＝128×128。

3.1.2　技术路线图（图 4-4）

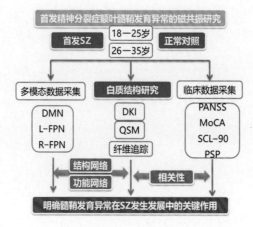

图 4-4　技术路线图

3.1.3 研究方案及关键技术

3.1.3.1 数据分析：通过对 4 组人群的 DKI、QSM 数据分析，来说明 18—25 岁（额髓鞘发育期）首发精神分裂患者组存在额叶髓鞘发育异常。

3.1.3.1.1 DKI 数据处理：本课题采用的 DKI（扩散峰度成像）是基于 DTI 技术的延伸，为描述组织内非正态分布水分子扩散的一种新的磁共振成像方法，对大脑白质内交叉及发散的神经纤维的显示优于传统的 DTI 技术。采用基于 DKI 数据的白质双室模型，对白质轴索内外空间进行分析。

对 DKI 数据处理应用运动伪影剔除方法、CWLLS 算法，为了去除呼吸以及心跳等生理信号对数据质量的影响，利用 Matlab 软件开发数据处理程序包，用线性回归法去除呼吸与心跳的影响。然后用 FSL（FMRIB Software Library v5.0 http://fsl.fmrib.ox.ac.uk/fsl/fslwiki/）软件对 DKI 数据进行预处理，最后对预处理后的影像数据进行峰度张量运算，得到 MK、径向峰度（radial kurtosis, RK）、峰度各向异性（anisotropy kurtosis, AK）、FA 等参量，分别计算各组的 DKI 参数，通过组间比较验证 SZ 患者额叶髓鞘存在异常的结论。

3.1.3.1.2 QSM 数据处理：QSM 通过计算每个体素的磁化率而产生，大脑中的白质纤维的逆磁磁化率主要由髓鞘所决定，该技术有助于从多个方面来研究 SZ 患者大脑的微观改变。对 QSM 数据可以通过多种函数模型进行处理，其中较为流行的是杜克大学刘春雷教授团队提出的 k 空间加权微分法。本课题将基于刘春雷等人编写的基于 Matlab 软件的 STI Suite 工具包进行数据处理。首先对各组数据进行预处理，通过对去除背景噪声的 QSM 数据进行分析，利用统计检验分析 SZ 患者组与正常对照组的组间差异，定位 SZ 患者差异的髓鞘异常区域，并与 DKI 结果进行对比。

3.1.3.2 对 18—25 岁髓鞘相关的影像学指标及临床量表进行相关分析：在 3.1.3.1 的研究基础上，提取额叶异常脑区的 DKI、QSM 参数，与 PANSS 量表及病程时间进行相关分析，探讨髓鞘发育异常在疾病发生发展中的作用。

3.1.3.3 探索机制：通过多模态功能磁共振对 18—25 岁组的额叶 - 边缘区的结构功能连接进行探索，进一步讨论髓鞘发育异常的精神分裂的神经影像机制。

3.1.3.3.1 白质结构网络构建：在上述 DKI 数据处理过程中得到的参数的基础上，在 FSL（FMRIB Software Library v5.0 http://fsl.fmrib.ox.ac.uk/fsl/fslwiki/）软件上利用概率追踪算法对脑区间的脑白质纤维进行追踪。根据追踪结果作为构建全脑结构网络的边，将全脑 ROI 作为节点，利用这种方法分别对各组构建全脑结构网络，并根据图论计算方法对各组的结构计算小世界特性、全局效应和局部效应等参数，通过统计分析 18—25 岁组 SZ 患者与其他对照组差异，验证结构网络存在差异的纤维束是否穿过差异的额叶髓鞘区域，是否是存在明显的额叶 - 边缘区白质结构网络异常。

3.1.3.3.2 功能网络的构建与对照：本课题对各组进行脑功能网络异常研究，用于探索性研究 SZ 患者髓鞘异常对大脑功能网络产生怎样的影响，是否与结构网络重叠？

静息态数据预处理采用 FSL 的 FEAT fMRI analysis 工具包，并通过 FSL 以及 Matlab 软件对预处理后的数据进行静息态网络分析。首先用 FSL 软件中的 MELODIC 工具包，利用组 ICA 方法提取 SZ 各组静息态网络，主要提取 DMN（默认网络）、L-FPN（左侧额顶网络）、R-FPN（右侧额顶网络），后用 FSL 对提取的静息态网络进行 Dual Regression 双回归分析。其次将大脑静息态功能网络出现异常的区域作为 ROI，重新建立功能网络，对于正常对照组，我们在其功能网络中去除这些 ROI，分析结果是否与 18—25 岁患者组的功能网络存在相近的变化。

通过上述研究，预期得到 18—25 岁患者组由于髓鞘发育异常导致的结构与静息态功能网络的差异，同时得到髓鞘差异的结构位置与功能位置的关系。

3.2　可行性分析

3.2.1　项目立题具有理论基础

SZ 的发病机制不清楚，给该疾病的诊断及治疗研究带来了巨大困难。髓鞘化在脑发育过程中扮演重要角色，髓鞘发育异常在精神分裂症发生发展中可能具有重要作用，然而目前对这一理论的认识还不够深入，近年来 MRI 技术的广泛应用为 SZ 的在体研究提供了有效的技术手段支持，使我们能够以更方便直观的切入点研究髓鞘化在精神分裂症中的作用。既往研究及我们的前期工作均提示髓鞘异常与精神分裂症具有关联。因此本研究具有较为坚实的理论基础。

3.2.2　项目组前期工作基础扎实

我们前期的研究表明，首发 SZ 患者左侧钩突束、下额－枕束、左侧前丘脑辐射区、左侧额叶、内囊前肢及左侧外囊白质损伤，提示左侧额叶与左侧丘脑、左枕颞区的白质连接异常。并且 DTI 结果显示首发 SZ 幻听患者前放射冠出现明显的白质髓鞘损伤。高分辨 MRI 结果显示首发 SZ 患者丘脑体积降低，BOLD-fMRI 研究提示首发 SZ 幻听患者部分脑区半球间连接损伤，包括语言相关脑区（额下回、前扣带皮层）、默认模式网络（楔前皮层、顶上小叶）、皮层下结构（纹状体）和小脑（小脑前叶）。以上研究显示首发 SZ 患者的结构连接与功能连接均存在异常。

3.2.3　项目组实验条件有保障

西京医院放射科是国家重点（培育）学科，全军重点学科，全军放射医学影像中心，先后承担过国家自然科学基金面上项目 20 余项，参加 973 项目及科技部十一五科技支撑项目多项。研究队伍中有从美英日等国学成回国的学者 8 名。近三年来在国际杂志上发表 SCI 论文 40 余篇。具有先进的 Siemens 3.0T Trio 及 GE Discovery MR 750 3.0T 磁共振扫描仪，可以进行 DKI、QSM、BOLD 等检查，同时具备良好的后处理分析平台。在影像学数据的采集、图像处理等方面积累了丰富的经验，并取得了多项原创性成果。西京医院心身科是西北地区著名的精神疾病专科，拥有病床 100 余张，具备 24 小时脑电 HOTTER、视频脑电地形图等多种诊疗设备。这些先进的仪器设备及临床经验丰富的专科医师为本项目中影像数据的采集和临床数据的获取提供了有力的支撑和保证。病例来源主要来自该科室，我中心与我院心身科合作紧密，先后有 1 项国家自然科学基金，1 项 863，1 项 973 合作开展，配合默契，前期病历收集非常顺利。申请人近年来一直从事功能磁共振研究，熟悉 BOLD-fMRI 数据以及 DTI 数据分析方法，尤其在精神类疾病影像学数据后处理方面有丰富经验积累，具有较深入的研究，建立了一定基础，而且课题组主要成员在脑功能网络的计算方面具有较丰富的经验。这些为数据后期处理提供了有力保障。李宝娟博士为计算机教研室讲师，熟练掌握了磁共振图像分析的各种技术，并具有多年图像分析处理经验。

4.　本项目的特色与创新之处

通过磁共振成像对年龄分层的首发精神分裂症患者进行前瞻性研究，进一步阐述精神分裂症与额叶髓鞘发育之间的关系，为精神分裂症的发病机制与疾病监测提供依据：

针对 SZ 发病机制研究众多，有研究提示髓鞘发育异常可能是 SZ 发生发展的重要机制。髓鞘发育在青春期达到高峰，同时 SZ 发生的高峰期亦在青春期，两期的重叠性也暗示了髓鞘化异常对于 SZ 的发病可能有关键作用。然而目前针对首发 SZ 年龄分层的多模态、系统化、前瞻性研究仍然缺乏。综上所述，本研究拟通过对影像学、临床症状学综合分析，在体研究 SZ 患者髓鞘发育特征，结合临床信息，进一步阐述髓鞘发育异常假说在 SZ 额叶髓鞘结构功能特征间的关系，最终为精神分裂的发病机制与疾病监测提供客观依据，具有理论创新性。

充分收集临床精神分裂症患者的相关数据，运用多种新型磁共振成像技术，综合性数据分析为疾病早期诊断提供依据：

虽然 DTI 是磁共振技术中检测白质连接的重要手段，是目前活体研究白质应用最广泛的技术，但 DTI 对髓鞘的反映仍然不够准确，我们为保证本研究有更充足的证据证明首发 SZ 中存在髓鞘发育异常改变，运用了 DTI 的延伸技术 DKI，并结合 QSM 技术更有效地反映髓鞘发育的改变，进一步联合 BOLD 功能成像技术，采集并分析首发 SZ 患者结构网络及功能网络特征，最终结合相关的临床数据，实现多元化数据分析，具有技术创新性。

5.　年度研究计划及预期研究结果（包括拟组织的重要学术交流活动、国际合作与交流计划等）

5.1　年度研究计划

5.1.1　2017-01-01—2017-12-31

筛选首发精神分裂症患者和正常对照组，拟收集 18—25 岁组 40 人，26—35 岁组 30 人及各自正常完全匹配对照，并进行临床指标的采集及 DKI、QSM 及 BOLD 磁共振影像数据采集，同时进行预处理，文献查新等工作。

5.1.2　2018-01-01—2018-12-31

继续进行被试数据的收集，包括 18—25 岁组 40 人，26—35 岁组 30 人，以及各自正常完全匹配对照，对前期收集的病例进一步补充，同时对磁共振数据进行处理分析，对结果分析，准备撰写论文的前期工作。

5.1.3　2019-01-01—2019-12-31

对实验数据继续进行补充收集，同时结合分析结果撰写论文。

5.2　预期研究成果

5.2.1　理论成果

揭示额叶髓鞘发育异常在精神分裂症中的关键作用机制，加深对额叶髓鞘发育异常影像学改变的理解与认识，分析其与精神分裂症临床症状的关联性。

5.2.2 论文发表

预期在 SCI 收录期刊上发表 2—3 篇学术论文，在国内核心期刊上发表 2—3 篇学术论文。

5.2.3 人才培养

拟协助培养 2 名硕士研究生。

（二）研究基础与工作条件

1. 研究基础（与本项目相关的研究工作积累和已取得的研究工作成绩）

本项目是对申请人及课题组前期工作的继续和深入。申请人一直从事精神疾病的脑功能连接和脑结构连接分析方面的研究工作，先后参与执行了多项国家自然科学基金《单次长时间创伤暴露所致创伤应激障碍早期脑结构及功能的变化》（81171278）、《弥漫性脑损害（精神分裂症）的脑网络研究》（2011CB707805）。基于 MRI 成像数据采集及分析做了大量的工作，同时对 SZ 的神经机制有较深刻的理解与认识。

在前期的研究工作中，申请人及课题组对 SZ 的脑结构、功能进行了深入的研究，得到很多有意义的结果。在首发 SZ 患者收集方面通过《弥漫性脑损害（精神分裂症）的脑网络研究》（973 西京分项目）的开展，已与本院心身科的合作达到了一定程度的默契。在脑结构功能连接分析方法学方面，课题组的李宝娟有较深的造诣。这些前期研究工作为本项目的顺利实施奠定了坚实的理论基础与应用基础。在与本项目相关的前期研究中已开展的工作和取得的研究成果如下：

1.1 基于灰质体积的精神分裂症患者脑结构相关研究

申请人通过灰质体积分析方法对比精神分裂症幻听与非幻听患者之间的差异（HUANG P, XI Y B, LU Z L, et al. Decreased bilateral thalamic gray matter volume in first-episode schizophrenia with prominent hallucinatory symptoms: A volumetric MRI study[J]. Sci Rep, 2015, 5: 14505.），丘脑灰质体积在幻听组明显小于非幻听组（图 4-5），这也提示幻听患者与非幻听患者之间存在脑区差异，针对幻听患者的亚分型是后期治疗的重要基础，具有必要性。

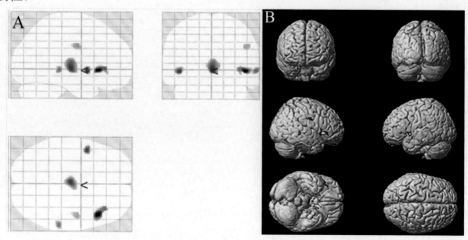

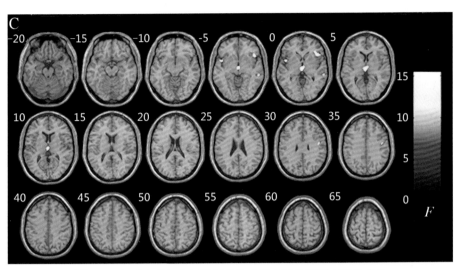

图 4-5　幻听患者与非幻听患者的丘脑灰质体积存在明显差异

1.2　精神分裂症患者的脑功能相关研究

1.2.1　基于体素的镜像同伦功能连接方法对精神分裂症幻听研究

申请人通过基于体素的镜像同伦功能连接方法（VMHC）方法能够有效对大脑半球间的功能连接进行研究，通过对比精神分裂症幻听与非幻听患者之间的差异（CHANG X, XI Y B, CUI L B, et al. Distinct inter-hemispheric dysconnectivity in schizophrenia patients with and without auditory verbal hallucinations[J]. Sci Rep, 2015, 5: 11218.），包括语言相关区域（颞中回、额下回、前扣带皮质、中央前回）、默认网络（顶叶、海马旁回）、皮层下结构（纹状体）及小脑。也提示精神分裂症患者阳性症状的产生与连接功能障碍，特别是半球间，包括语音相关脑区如额下回和前扣带皮层连接有直接相关性（图 4-6、图 4-7）。

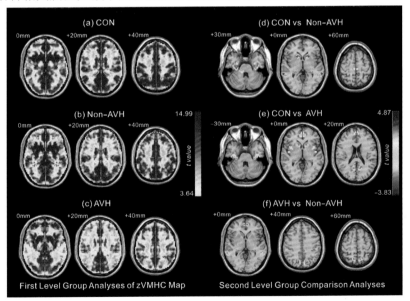

图 4-6　zVMHC 对比健康人群、精神分裂症幻听及非幻听人群的结构连接特点

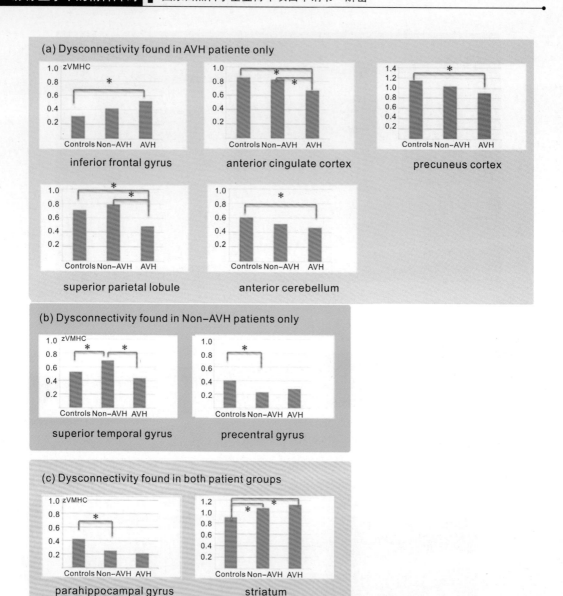

图 4-7　健康人群、精神分裂症幻听及非幻听人群半球连接之间差异分析

1.2.2　首发精神分裂症功能连接改变

申请人对精神分裂症不同症状的功能连接进行研究，通过对比精神分裂症幻听与非幻听患者之间的差异（CUI L B, LIU J, WANG L X, et al. Anterior cingulate cortex-related connectivity in first-episode schizophrenia: A spectral dynamic causal modeling study with functional magnetic resonance imaging[J]. Front Hum Neurosci, 2015, 9: 589.），当将阈值设为 0.6Hz 时，左侧前扣带回皮层到左侧背外侧前额叶皮层、左侧背外侧前额叶皮层到右侧前扣带回皮层及左侧海马的功能连接增强，而右侧前扣带回皮层到左侧前扣带回皮层、左侧背外侧前额叶皮层及右侧海马，左侧海马到左侧背外侧前额叶皮层，左侧背外侧前额叶皮层到右侧后内侧前额叶皮层的连接明显减弱（图 4-8）。

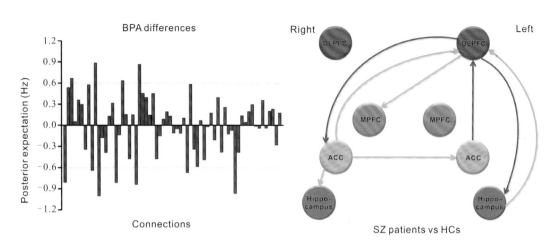

图 4-8 阈值为 0.6Hz 时有效连接存在差异的脑区（红色为增强；绿色为减弱）

1.3 脑连接分析与脑功能分析理论模型与方法研究

本项目组多年来一直从事脑功能连接和脑结构连接分析方面的研究工作。在基于磁共振成像的脑连接分析方法方面做了大量深入的工作。部分结果展示如下：

1.3.1 基于 ALFF 及 ReHo 的 BOLD-fMRI 分析研究

申请人前期对 BOLD-fMRI 中 ALFF 及 ReHo 分析方法均已有广泛的应用（图 4-9、图 4-10），对数据的采集、后处理及分析均积累的充分经验，已有部分研究结果发表〔LIAO Y, ZHANG J, HUANG Z, et al. Altered baseline brain activity with 72 h of simulated microgravity—initial evidence from resting-state fMRI[J]. PLoS One, 2012, 7(12): e52558. LIAO Y, MIAO D, HUAN Y, et al. Altered regional homogeneity with short-term simulated microgravity and its relationship with changed performance in mental transformation[J]. PLoS One, 2013, 8(6): e64931.〕

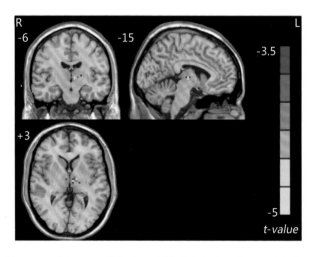

图 4-9 运用 ALFF 方法分析在微重力条件下脑区活动度差异

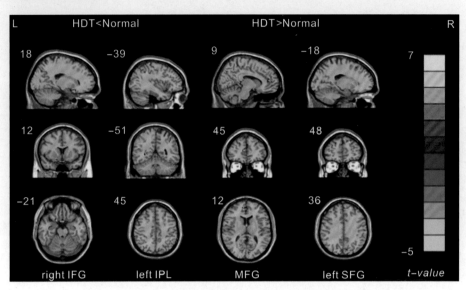

图 4-10　运用 ReHo 方法分析在微重力条件下脑区区域一致性差异

1.3.2　静息状态 BOLD-fMRI 数据动态因果建模与分析框架

课题组结合 rDCM 方法与独立成分分析方法，建立了对静息态 BOLD-fMRI 数据进行动态因果建模（dynamic causal modeling, DCM）与分析的框架。使用该框架研究了静息态脑默认网络的有效连接，并对比了该网络的有效连接在静息态与任务状态下的差异。发现虽然任务状态下默认网络的活动降低，该网络的有效连接却显著增强了（图 4-11），该发现对于揭示脑默认网络的功能有重要的意义，亦有部分结果发表（LI B, WANG X, YAO S, et al. Task-Dependent Modulation of Effective Connectivity within the Default Mode Network[J]. Front Psychol, 2012, 3: 206.）。

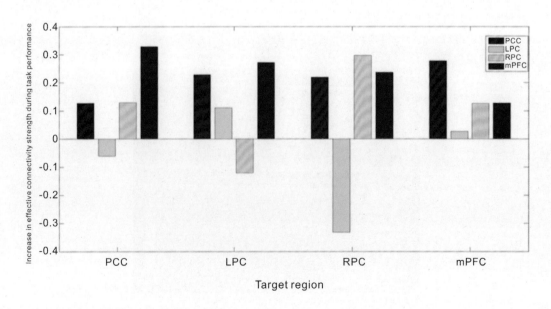

图 4-11　任务状态下默认网络各脑区间有效连接显著高于静息态

1.4　与本实验相关的预实验结果

1.4.1　首发精神分裂症患者脑结构连接的改变

我们预实验结果发现，首发精神分裂症患者前放射冠出现明显的白质髓鞘损伤，左侧钩突束、下额-枕叶束及左侧前丘脑辐射区的左侧额叶、内囊前肢及左侧外囊白质损伤，提示左侧额叶与左侧丘脑、左枕颞区的白质连接异常，差异具有统计学意义（$P < 0.05$，图4-12）。

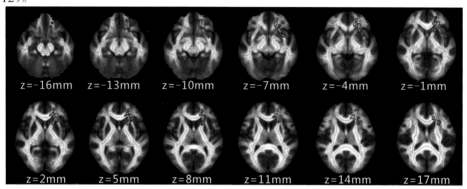

图4-12　首发精神分裂症患者脑白质差异脑区

1.4.2　首发精神分裂症患者功能连接特点

我们的预实验中通过 DCM 方法发现，在首发精神分裂症幻听患者中，听觉皮层，背外侧前额叶皮层及 Broca 区的连接网络形成双向连接，而在非幻听患者中，除去上述研究结果，听觉皮层与海马、听觉皮层与丘脑等连接也较正常人群产生差异，提示丘脑-听觉皮层-海马通路可能在 SZ 幻听中发挥重要作用（图4-13）。

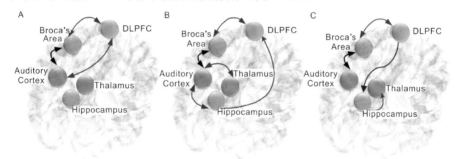

图4-13　首发精神分裂症不同症状患者功能连接差异

2．工作条件（包括已具备的实验条件，尚缺少的实验条件和拟解决的途径，包括利用国家实验室、国家重点实验室和部门重点实验室等研究基地的计划与落实情况）

西京医院放射科是国家重点培育学科、全军重点学科、全军放射医学影像中心，先后承担过国家自然科学基金面上项目 13 项，参加 973 项目及科技部十一五科技支撑项目多项。研究队伍中有从美、英、日等国回国的学者 8 名。近三年来在国际杂志上发表论文 40 余篇。西京医院心身科是西北地区著名的精神专科，有 100 多张病床，10 台经颅磁刺激仪、多导睡眠仪、24 小时脑电 HOTTER、视频脑电地形图等多项治疗和检查设备。这些先进的仪器设备及丰富的临床经验为本项目中影像数据的采集和临床数据的获取提供了有力的支撑和保证。

3. 正在承担的与本项目相关的科研项目情况（申请人和项目组主要参与者正在承担的与本项目相关的科研项目情况，包括国家自然科学基金的项目和国家其他科技计划项目，要注明项目的名称和编号、经费来源、起止年月、与本项目的关系及负责的内容等）

无。

4. 完成国家自然科学基金项目情况〔对申请人负责的前一个已结题科学基金项目（项目名称及批准号）完成情况、后续研究进展及与本申请项目的关系加以详细说明。另附该已结题项目研究工作总结摘要（限500字）和相关成果的详细目录〕

无。

（三）其他需要说明的问题

1. 申请人同年申请不同类型的国家自然科学基金项目情况（列明同年申请的其他项目的项目类型、项目名称信息，并说明与本项目之间的区别与联系）

无。

2. 具有高级专业技术职务（职称）的申请人或者主要参与者是否存在同年申请或者参与申请国家自然科学基金项目的单位不一致的情况；如存在上述情况，列明所涉及人员的姓名，申请或参与申请的其他项目的项目类型、项目名称、单位名称、上述人员在该项目中是申请人还是参与者，并说明单位不一致原因

无。

3. 具有高级专业技术职务（职称）的申请人或者主要参与者是否存在与正在承担的国家自然科学基金项目的单位不一致的情况；如存在上述情况，列明所涉及人员的姓名，正在承担项目的批准号、项目类型、项目名称、单位名称、起止年月，并说明单位不一致原因

无。

4. 其他

附件清单：
附件 -1 项目申请人代表性论著 1；
附件 -2 项目申请人代表性论著 2；
附件 -3 项目申请人代表性论著 3；
附件 -4 项目申请人代表性论著 4；
附件 -5 项目申请人代表性论著 5；
附件 -6 伦理委员会批准函；
附件 -7 知情同意书；
附件 -8 专家推荐书 1；
附件 -9 专家推荐书 2。

席一斌简历

中国人民解放军第四军医大学，西京医院，主治医师。

1. 教育经历（从大学本科开始，按时间倒序排序；请列出攻读研究生学位阶段导师姓名）

（1）2010-09—2013-06，第四军医大学，影像医学与核医学，硕士研究生，导师：印弘。

（2）2001-09—2006-06，南方医科大学（原第一军医大学），医学影像，学士。

2. 科研与学术工作经历〔按时间倒序排序；如为在站博士后研究人员或曾进入博士后流动站（或工作站）从事研究，请列出合作导师姓名〕

（1）2013-06 至今，第四军医大学，西京医院，主治医师。
（2）2009-08—2010-08，湖南永州市中心医院（人民医院），放射科，住院医师。
（3）2006-07—2009-07，湖南永州职业技术学院，附属医院，住院医师。

3. 曾使用其他证件信息（申请人应使用唯一身份证件申请项目，曾经使用其他身份证件作为申请人或主要参与者获得过项目资助的，应当在此列明）

无。

4. 主持或参加科研项目（课题）及人才计划项目情况（按时间倒序排序）

（1）国家自然科学基金青年项目，81400952，GSK-3β/PINK1-Parkin 通路调控脑缺血中线粒体自噬的作用及机制研究，2015-01—2017-12，25 万元，在研，主要参与者（第 3）。

（2）国家自然科学基金面上项目，81571651，难治性精神分裂症幻听机制的神经影像学研究，2016-01—2019-12，70 万元，在研，主要参与者（第 3）。

（3）国家自然科学基金青年项目，61503411，人脑 MRI 数据特征提取方法的研究与应用，2016-01—2018-12，23 万元，在研。

5.代表性研究成果和学术奖励情况（每项均按时间倒序排序）

请注意：①投稿阶段论文，不要列出；②期刊论文，应按照论文发表时作者顺序列出全部作者姓名、论文题目、期刊名称、发表年代、卷（期）及起止页码（摘要论文请加以说明）；③会议论文，应按照论文发表时作者顺序列出全部作者姓名、论文题目、会议名称（或会议论文集名称及起止页码）、会议地址、会议时间；④应在论文作者姓名后注明第一/通讯作者情况，所有共同第一作者均加注上标"#"字样，通讯作者及共同通讯作者均加注上标"*"字样，唯一第一作者且非通讯作者无须加注；⑤所有代表性研究成果和学术奖励中本人姓名加粗显示。

（1）期刊论文

第一作者论文：

[1] CHANG XIAO[#], XI YI-BIN[#], CUI LONG-BIAO[#], WANG HUA-NING[#], SUN JIN-BO, ZHU YUAN-QIANG, HUANG PENG, GUUSJE C, LIU KANG, XI MIN, QI SHUN, TAN QING-RONG, MIAO DAN-MIN[*], YIN HONG[*]. Distinct inter-hemispheric dysconnectivity in schizophrenia patients with and without auditory verbal hallucinations[J]. Scientific Reports, 2015, 5: 11218.

[2] HUANG PENG[#], XI YI-BIN[#], LU ZHONG-LIN[#], CHEN YUN-CHUN, LI XIANG-RUI, LI WEI-GUO, ZHU XIA, CUI LONG-BIAO, TAN QING-RONG, LIU WEN-MING, LI CHEN, MIAO DAN-MIN[*], YIN HONG[*]. Decreased bilateral thalamic gray matter volume in first-episode schizophrenia with prominent hallucinatory symptoms: A volumetric MRI study[J]. Scientific Reports, 2015, 5: 14505.

[3] 席一斌[#], 刘文明, 刘康, 汪田田, 折霞, 印弘[*], 宦怡, 杨小斌. 基于纤维骨架的空间统计的精神分裂幻听患者的全脑白质各向异性分数研究 [J]. 实用放射学杂志, 2013, 29(5): 689-692.

[4] 席一斌[#], 刘康, 折霞, 穆允凤, 印弘[*], 宦怡, 杨小斌, 杜萍. 采用基于纤维骨架的空间统计方法分析创伤后应激障碍患者急性期全脑白质结构变化情况 [J]. 中华放射学杂志, 2013, 47(3): 207-210.

[5] 席一斌[#], 齐顺, 印弘[*], 宦怡, 徐俊卿, 杨小斌, 折霞, 穆允凤. 轻度认知障碍的海马、内嗅体积变化研究 [J]. 中华神经外科疾病研究杂志, 2012, 11(04): 296-299.

既非第一作者又非通讯作者论文：

[1] CUI LONG-BIAO[#], WANG LIU-XIAN[#], LIU JIAN[#], LI CHEN, XI YI-BIN, GUO FAN, WANG HUA-NING, ZHANG LIN-CHUAN, LIU WEN-MING, HE HONG, TIAN PING, YIN HONG[*], LU HONG-BING*. Anterior cingulate cortex-related connectivity in first-episode schizophrenia: A spectral dynamic causal modeling study with functional magnetic

resonance imaging[J]. Front Hum Neurosci, 2015, 9: 589.

[2]　折霞[#]，何海宁，印弘[*]，席一斌，刘康，杨小斌，杜萍．基于磁共振动脉自旋标记成像的首发精神分裂症脑血流灌注研究 [J]. 中华神经外科疾病研究杂志，2014(05): 442-445.

[3]　高子军[#]，尉胜男，杨小斌，席一斌，刘康，印弘，陈敏，王强[*]．心脏手术患者海马体积与术后认知功能障碍的相关性研究 [J]. 神经解剖学杂志，2014(03): 345-350.

[4]　何勤义[#]，席一斌，田萍，刘先平，刘莹，印弘[*]．中枢型原始神经外胚层肿瘤 MRI 征象及病理特点 [J]. 中国医学影像技术，2014(05): 703-706.

[5]　刘康[#]，席一斌，齐顺，折霞，刘文明，王化宁，杜萍，杨小斌，印弘[*]．紧张性木僵患者静息状态下大脑默认网络的变化 [J]. 实用放射学杂志，2014, 30(1): 1-4.

[6]　折霞[#]，刘康，席一斌，穆允凤，印弘[*]，宦怡，杨小斌，齐顺，杜萍．急性创伤后应激障碍患者脑血流灌注的研究 [J]. 实用放射学杂志，2013, 29(2): 177-180.

[7]　LIAO YANG[#], MIAO DAN-MIN[*], HUAN YI, YIN HONG, XI YI-BIN, LIU XU-FENG[*]. Altered regional homogeneity with short-term simulated microgravity and its relationship with changed performance in mental transformation[J]. PLoS One, 2013, 8(6): e64931.

[8]　杨小斌[#]，张会军，印弘[*]，席一斌，折霞，齐顺，刘康．VBM 结合 DARTEL 分析创伤后应激障碍的杏仁核与海马体积改变 [J]. 实用放射学杂志，2013, 29(3): 341-344.

[9]　LIAO YANG[#], ZHANG JIN-SONG[#], HUANG ZHI-PING, XI YI-BIN, ZHANG QIAN-RU, ZHU TIAN-LI, LIU XU-FENG[*]. Altered Baseline Brain Activity with 72 h of Simulated Microgravity-Initial Evidence from Resting-State fMRI[J]. PLoS One, 2012, 7(12): e52558.

[10]　折霞[#]，毛明刚，崔金利，印弘[*]，宦怡，齐顺，席一斌，杨小斌，尉胜男．血管性轻度认知障碍患者胼胝体扩散张量成像改变与认知功能的相关性研究 [J]. 实用放射学杂志，2012, 28(5): 647-650.

（2）会议论文

第一作者论文：

席一斌[#]，印弘[*]．单一长时间应激导致的急性创伤后应激障碍的全脑扩散张量 [R]. 中华医学会放射学分会第十九次全国放射学学术会议，2010-10-19—2010-10-21.

（3）其他成果（请按发表或发布时的格式列出）

席一斌．精神分裂症全脑白质扩散张量成像的研究 [D]. 西安：第四军医大学，2013.

参与者简历

略。

签字和盖章页

申 请 人：席一斌　　　　依托单位：******
项目名称：首发精神分裂症额叶髓鞘发育异常的磁共振研究
资助类别：青年科学基金项目　亚类说明：
附注说明：

申请人承诺：

　　我保证申请书内容的真实性。如果获得资助，我将履行项目负责人职责，严格遵守国家自然科学基金委员会的有关规定，切实保证研究工作时间，认真开展工作，按时报送有关材料。若填报失实和违反规定，本人将承担全部责任。

　　　　　　　　　　　　　　　　　　　　　　　　　　签字：

项目组主要成员承诺：

　　我保证有关申报内容的真实性。如果获得资助，我将严格遵守国家自然科学基金委员会的有关规定，切实保证研究工作时间，加强合作、信息资源共享，认真开展工作，及时向项目负责人报送有关材料。若个人信息失实、执行项目中违反规定，本人将承担相关责任。

编号	姓名	工作单位名称 （应与加盖公章一致）	证件号码	每年工作时间 / 月	签字
1	郭钒	******	******	6	
2	崔龙彪	******	******	8	
3	李宝娟	******	******	6	
4	郭力	******	******	6	
5	武文珺	******	******	6	
6	李陈	******	******	8	
7	王柳仙	******	******	10	
8					
9					

　　依托单位及合作研究单位承诺：

　　已按填报说明对申请人的资格和申请书内容进行了审核。申请项目如获资助，我单位保证对研究计划实施所需要的人力、物力和工作时间等条件给予保障，严格遵守国家自然科学基金委员会有关规定，督促项目负责人和项目组成员以及本单位项目管理部门按照国家自然科学基金委员会的规定及时报送有关材料。

　　依托单位公章　　　　　　合作研究单位公章1　　　　　合作研究单位公章2
　　　　日期：　　　　　　　　　日期：　　　　　　　　　日期：

第二节　审议意见

"申请项目同行评议意见反馈信"的邮件由发件人：report<report@pro.nsfc.gov.cn> 发送至我的邮箱。内容如下：

通讯评审意见：

<1>

一、简述申请项目的主要研究内容和申请者提出的科学问题或假说

申请人试图联合运用多种 MRI 技术，结合临床评估，以首发精神分裂症患者为研究对象，对年龄进行分层研究其白质结构网络的变化，了解白质髓鞘发育异常在精神分裂症发病机制中的作用。既往研究发现，精神分裂症患者存在白质结构及网络的异常变化，但对相关影响因素研究尚不明确，因此申请人提出进一步从年龄分层角度探索首发精神分裂症的额叶髓鞘发育异常。

二、具体意见

（一）申请项目的预期结果及其科学价值和意义

研究首发精神分裂症白质结构网络的异常，有助于进一步了解精神分裂症的发病机制，具有一定的科学意义。

（二）科学问题或假说是否明确，是否具有创新性

利用多种 MRI 技术研究精神分裂症的结构与功能变化的研究较多，申请人在既往研究的基础上进行从年龄分层的角度观察精神分裂症患者的白质髓鞘发育异常，具有一定的创新性。

（三）研究内容、研究方案及所采用的技术路线

该研究的目标较为明确，实验方法均为成熟的技术，设计基本合理，具有可行性。建议入组标准中需要考虑精神分裂症的不同亚型，提高受试者的同质性，且样本量需要增加。

（四）申请人的研究能力和研究条件

申请人一直从事相关研究领域的工作，有较好的科研基础和研究条件。

（五）其他意见或修改建议

无。

<2>

一、简述申请项目的主要研究内容和申请者提出的科学问题或假说

申请人拟采用 DKI、QSM 及静态功能磁共振（resting-state fMRI, r-fMRI）网络分析技术探讨 15—15 岁和 26—36 岁精神分裂症在患者脑白质髓鞘改变，以揭示髓鞘发育不良在精神分裂症发生发展过程中的作用。

二、具体意见

（一）申请项目的预期结果及其科学价值和意义

申请人项目对于揭示精神分裂症发生的脑机制，理解白质损伤在精神分裂症发生发展中的作用具有一定的意义。

（二）科学问题或假说是否明确，是否具有创新性

申请人提出的科学问题是髓鞘发育不良在精神分裂症发生发展中作用。这一问题较大，而申请人申请青年项目的科学问题不够聚焦。其次，申请人采用横断面设计如何回答髓鞘发育不良在精神分裂症发生发展过程中的作用。

（三）研究内容、研究方案及所采用的技术路线

申请人拟对两个年龄段人群进行磁共振研究，但是这两个年龄段的确定依据不充分。前一个年龄段包含早发精神分裂症，这一人群公认与其他精神分裂症存在较大的不同。申请人对两组人群研究没有考虑药物治疗、病程及其他干扰因素对白质髓鞘的影响。可行性不佳。

（四）申请人的研究能力和研究条件

申请人对精神分裂症有一定的研究，已发表 SCI 论文两篇。申请人单位具有较强的相关研究经验。

（五）其他意见或修改建议

建议聚焦科学问题，完善研究内容和方案。

<3>

一、简述申请项目的主要研究内容和申请者提出的科学问题或假说

本申请项目拟以青春后期和成年早期的精神分裂症人群为研究对象，采用 MRI 技术，着重对额叶髓鞘发育状况以及额叶与边缘叶之间的功能连接等进行观察，并探索这些变化与临床症状的相关性。申请人提出的假说为，青春后期及成年早期的额叶髓鞘发育异常导致额叶与边缘叶的连接异常，与精神分裂症的临床症状相关。

二、具体意见

（一）申请项目的预期结果及其科学价值和意义

本申请项目将预期给出两个年龄段精神分裂症患者的髓鞘发育异常的影像学特征及其与临床指标的相关性，同时将揭示额叶与边缘叶之间的结构与功能连接网络特征及其相关性。该研究对于精神分裂症的发生发展机制的阐明具有一定的科学意义。

（二）科学问题或假说是否明确，是否具有创新性

该申请项目明确地提出了青春后期和成年早期额叶髓鞘发育异常是精神分裂症重要机制的这一科学假说。由于前期研究表明了髓鞘发育相关的细胞和基因异常与精神分裂症的发生发展有关，而研究涉及的两个年龄段是精神分裂症的高发期，因此，该假说具有一定的创新性。

（三）研究内容、研究方案及所采用的技术路线

研究内容和方案基本可行。但 QSM 可反映髓鞘异常的证据不够充分，采用的多模态磁共振成像技术的指标不够具体。另外，无表征青少年发育的临床或影像学指标。因此，当前技术路线来验证所提出的假说略显不足。

（四）申请人的研究能力和研究条件

申请人及其团队成员在本领域中具有一定的研究经历，但是还需积累，进一步提高发表科研论文的水平。项目组具备完成该项目的研究条件。

（五）其他意见或修改建议

无。

<4>

一、简述申请项目的主要研究内容和申请者提出的科学问题或假说

此项目主要针对额叶髓鞘发育异常假说，采用 DKI、QSM 以及 fMRI 等技术结合临床评分，考察了青春期及成年晚期（18—25 岁）的精神分裂症患者是否存在额叶髓鞘发育异常，从而导致额叶与边缘区的连接异常，并与精神分裂症床症状相关。研究者根据前人的研究基础，探索在体髓鞘发育异常的影像学依据，髓鞘发育异常的影像学特征与临床特征的关联特性，额叶－边缘系统相关的结构及功能连在 SZ 脑神经机制中的作用，研究问题的科学意义明确。

二、具体意见

（一）申请项目的预期结果及其科学价值和意义

申请项目预期的结果是青春期后期及成年早期额叶髓鞘发育异常时 SZ 产生的重要机制，从而导致额叶与边缘区的连接异常，并与精神分裂症临床症状有重要关系。申请项目的科学价值和意义在于揭示额叶髓鞘发育异常在精神分裂症发病的作用及相关神经影像机

制，为精神分裂症的早期诊断及优化治疗提供客观依据。

（二）科学问题或假说是否明确，是否具有创新性

申请人提出的科学问题主要包括三方面，青春期后期及成年早期精神分裂症患者的额叶脑白质髓鞘发育是否异常，这种异常是否导致额叶与边缘区的连接异常，这种异常是否与精神分裂症临床症状有重要关系。这三方面都有较为清晰的立论基础，待解决的问题也较为明确。从被试的角度来说，选取首发患者以及分年龄层来进行探讨；从方法学角度，选用一些较为新异的技术 DKI 以及 QSM，并且结合功能影响探讨这种结构的损伤是否会同时引起功能的损伤这样一些方面具有一定较好的创新性。

（三）研究内容、研究方案及所采用的技术路线

对被试的选取排除标准描述比较清晰，对于精神分裂症患者额叶白质髓鞘异常的探讨以及这种异常与临床量表的相关的分析思路比较清晰也能在一定程度上验证申请人提出的第一个和第二个科学问题；对于额叶－边缘区的相关结构和功能连接在 SZ 脑神经机制的作用如何这一问题，直接分析全脑结构网络再看这种异常是否出现在额叶区域以及对功能网络的分析看功能网络与结构网络的重合度是否能有效验证研究者提出的问题还有待探究。第一，对结构网络的构建可以直接考虑构建子网络而非全脑的网络。第二，对功能网络的分析思路不是很明确，且这样的分析方法逻辑性还有待完善，是否可行还有待申请人提供文献支撑。研究具有一定的可行性：研究具有一定的理论基础，且做了一定的前期工作，且项目组具有数据分析基础。

（四）申请人的研究能力和研究条件

申请人从事精神疾病的脑功能连接和脑结构连接分析方面的工作，同时也参与了几项国家自然科学基金。在基于 MRI 数据采集及分析做了大量的工作，同时对 SZ 的神经机制有较深刻的理解和认识。申请人团队在前期做了一些相关的工作，对神经项目也进行了预实验探讨，也提供了设备材料基础，以及被试筛选条件。具备了一定的硬件和软件条件。

（五）其他意见或修改建议

无。

<5>

一、简述申请项目的主要研究内容和申请者提出的科学问题或假说

采用 DKI、QSM 等磁共振技术，以首发 SZ 为研究对象，从白质分析出发，探索额叶－边缘系统结构网络及主要功能连接模式的变化及关系，并进一步研究白质异常与临床症状的相关性。

二、具体意见

（一）申请项目的预期结果及其科学价值和意义

阐明髓鞘发育在 SZ 发病中的作用及相关机制，为 SZ 的早期诊断及优化治疗提供客

观依据，具有很好的科学价值。

（二）科学问题或假说是否明确，是否具有创新性

科学问题或假说明确，具有创新性。

（三）研究内容、研究方案及所采用的技术路线

项目的研究重点突出，条理清晰，总体研究方案合理，可行性佳。

（四）申请人的研究能力和研究条件

申请人在脑功能研究方面具有一定的经验，工作基础扎实，所在单位具备完成该项目的研究条件。

（五）其他意见或修改建议

无。

第三节　反　　思

项目申请人硕士研究生毕业后前后连续三年申报青年基金，从懵懂到逐渐深入至最后获得，其实基金内容总是有缺陷，但是整个过程最重要的是坚持，同时感谢郭钒博士在整个过程中的大力帮助。以下是本人在撰写过程中的一些体会和想法，仅供大家参考。

一、了解"游戏规则"

申请人参与到国家自然科学基金这个游戏中，当然必须首先要知道它的"游戏规则"。国家自然科学基金项目不同于其他项目的申报，不支持应用研究、技术开发、新产品攻关类的项目，而是主要资助基础研究，具体支持机理、机制、规律研究类的研究项目。国家自然科学基金项目，是同行专家对申请书质量的评审。国家自然科学基金项目具体有什么类型，申请人需要具备什么样的资质和条件都是需要提前了解的。

二、锲而不舍

国家自然科学基金资助率一般是10%—15%。有些人申报了几次后就不再申报，这是不正确的做法，因为只有申报才有10%—15%的机会。如果不申报，就是100%没有希望。只要锲而不舍，年年申报，根据审稿意见修改，终有一天会成功。如上述，项目申请人从硕士研究生毕业后开始申请项目，连续三年申报，前两年均没有成功，但是并没有灰心。苍天不负有心人，在第三年终于成功申报到青年项目。落选的申请人既不要过分悲观、怀疑自己，也不要整天抱怨评议不公或情绪低落。

当然，"本子"的质量应该是一个阶梯式渐进的过程，如果每年都重复上交一样的"本子"，那么可能永远都不会成功。笔者经过前两年的申请后，专家评审意见集中于基础薄弱以及执行困难，仔细想想，专家的意见非常中肯、非常客观公正。所以申请人在后期工作中，集中于文章积累，有空就拿出自己的"本子"和专家的意见审核，发现"本子"中更多的问题，不断地改进，不断地修正。其实道理非常简单：你付出了多少，就一定会得到多少。

面对评审意见，对于大部分项目而言，评审专家意见相对一致，但也有部分项目，评

审专家的意见会不一致。申请人对评审意见须认真思考，站在评审专家的角度再次阅读申请书，分析评审意见。虚心接受正确的意见，反思当初为什么会出现这样的错误；对不正确的意见或意思含糊的意见，需分析为什么专家没有读明白申请书的观点或理解上有歧义，是不是申请书表达不够清晰。通过修正和深入研究，重新修改的申请书一定会大有改进。撰写基金申请书不是科研的开始，失败的基金申请也不是科研的结束。持续跟进研究，不断完善申请书、补充相关成果，这才是正确的基金课题申请之路。

三、选题，有舍才有得

在选择题目的时候，要问一问自己，该课题是否具有创新性和重要性？它是一个重要学科领域的前沿课题，还是一个重要学科领域的跟风课题，或者是一个"犄角旮旯"领域的"自娱自乐"课题？它对于认识自然科学现象、推进本学科的发展有什么重要意义？它对于满足社会需求有什么潜在的应用价值？评阅人不喜欢看到过时的、没有创新性的课题，也不喜欢过于标新立异而没有初步实验证明可行性的课题。因此，申请课题最好从申请人的研究积累中引申出。

项目申请人前两年选择的题目是 rTMS 在精神分裂疾病中的应用机制，但由于前期一直没有很好的研究基础，第三年果断选择了新的题目。在申报国家自然科学基金的过程中，当意识到某一个题目和范畴有不可轻易改进的内容，当断则断，选择新的题目和新的思路，有时候也可以打开新的大门。其实准备国家自然科学基金申请的过程也是一个很好的学习过程，让自己能够沉淀下来再一次深入系统地去分析国际上该领域最新动态，也是思考自己方向的重要时刻。

四、研究基础为先

如前所述，研究基础对于一个研究项目来说非常重要，当充分体现出有实力获得这个项目、完成这个项目时，审议人和国家自然科学基金委员会才能给予充分的信任，所以申请书质量即使再好，空口无凭依然非常乏力。申请人在评阅申请书的时候，会思考的问题就包括：申请人是否有足够的研究基础来开展该项目的研究？他／她有没有从事过相关课题的研究？有没有发表过相关的系列论文？这些论文发表在什么样的学术期刊上？这些论文取得了什么样的学术评价？这也提示申请人在选择题目时，要注意扬长避短，选择适合自己的创新性课题，在研究基础上进行创新性选题设计。如果论文和申请的课题关系不大，或者发表、记录过于杂乱，发表论文的期刊分量太轻，那么这些都会影响基金项目的申请。近年来对研究基础的要求也是水涨船高，虽然没有明文规定，但是在青年项目申报过程中也要求有 SCI 收录论文。所以，需要静下心来做一些东西然后再来申请项目是更好的选择。

五、态度永远认真

申请人也学习过别人的申请书。曾经有一位申请人，研究基础非常雄厚，但是申请书撰写并不认真，如创新性仅仅写了一句话；前期研究基础仅写了一段话且没有配图，甚至在摘要中出现了错别字或者语法错误。这些问题如第一次见面的相亲对象穿着脏衣服、没有洗头洗脸出现在你面前，让你无法继续与他深入交流，感受他的内在美，所以第一印象至关重要。换而言之，如果一个连格式、标点、语法、遣词造句都出现低级错误的人，他的科研水平又有多值得信赖呢？

另外，同论文写作一样，申请书的语言表达应简练、信息性强、逻辑严谨、层次清晰、主次分明。写好申请书后，要反复自行修改，再请有经验的老师或同行帮助修改，集思广益。收到修改意见后，要逐字、逐句、逐段、逐项修改。最好让评委感到赏心悦目。

六、主要部分撰写体会

撰写项目申请书需要良好的科技写作技能。

一份好的国家自然科学基金申请书，首先是"项目名称、关键词与400字摘要"三部分。这三项对获得评审人认可非常重要。项目名称要带有新意。申请人曾经为基金项目名称苦思冥想多日，有时甚至在申请书写好后依然对题目名称做过更改，提炼出一个很有创意的基础研究项目题目能够让评审人眼前一亮，印象分大大提高，而俗套的题目会大打折扣。基金申请书中的400字摘要有时可能决定了一个项目的命运。这也是"先入为主"的重要一步。只有400字内容引起了评审人的注意，他们才会有兴趣阅读后面的内容。

立项依据要紧紧围绕着关键科学问题的提出、分析和解决的主线进行写作，而不能泛泛而谈。通过该部分的撰写，要回答：申请人为什么要做这个课题？既然这个领域已经有很多研究，那么为什么这个项目值得资助？申请人在这个领域做过哪些工作，取得什么重要结果？另外，不仅要介绍国外的进展，也要介绍国内同行的相关工作。

项目的研究内容、研究目标以及拟解决的关键科学问题是项目申请书正文的重点阐述内容。撰写研究内容要有层次、有逻辑、重点突出。研究内容既不能庞杂到让人感到不可能在项目执行期间完成，又不能看起来像是一篇科研论文的"扩充版"。关键科学问题必然具有一定的深度，申请人应反复推敲、仔细提炼，把关键科学问题鲜明地亮出来。

拟采取的研究方案撰写时要做到条理清晰、层次分明、突出主干，图文并茂，让人一目了然，从而使评审人确信申请人知道该如何开展研究，并且已经准备好开展研究。可行性分析要有论点、论据和论证。要多从学术思路角度进行论证，而不能一味地用介绍课题组的人力、物力来代替学术论证。

撰写国家自然科学基金项目申请书，需要深入地挖掘课题的特色和创新性。特色就是与别人不一样。比如在放射学领域，课题常涉及多学科交叉，这也是特色。创新性可以包括理论创新、方法创新等。申请人需要认真思考、仔细鉴别，指出自己的研究与文献已有报道的区别以及本项目在理论、方法等方面的创新之处。

其他部分的撰写内容不一一赘述。

总结而言，写自然基金可以锻炼自己的心态，让自己能够更加从容地去接受失败并且去改进，从而通往未来的成功。国家自然科学基金评审是一个相对公平的竞赛场，如果取得胜利也能够间接说明前期研究成果得到他人的肯定，让人更有信心去开展未来的科研工作。

（席一斌，郭钒）

第三部分

抑郁症

第五章 基于磁共振成像的重性抑郁症复发相关脑网络异常探测

要点提示：

1. 基于脑网络分析手段的深入研究与重性抑郁症（major depressive disorder, MDD）复发相关的脑功能和结构网络的异常，对揭示 MDD 的神经机制、改善 MDD 临床诊断和治疗效果以及防止 MDD 复发具有重要的科学研究意义和临床应用价值。

2. 针对这份申请书，评议意见主要提出需要对临床试验设计进行优化。

3. 申请书撰写建议包括提早准备、评审要点、需要避免的各项问题等。

第一节 申请书

因申请书是通过国家自然科学基金网络信息系统（https://isisn.nsfc.gov.cn/egrantweb/）填报并自动生成文件，在此格式细节有所调整，但内容保持一致。

申请代码	H1802
接收部门	
收件日期	
接收编号	

国家自然科学基金

申请书

（2013版）

资助类别：青年科学基金项目

亚类说明：

附注说明：

项目名称：基于磁共振成像的重性抑郁症复发相关脑网络异常探测

申 请 人：李宝娟 电话：******

依托单位：******

通讯地址：******

邮政编码：****** 单位电话：******

电子邮箱：libjuan@163.com

申报日期：2013-03-10

国家自然科学基金委员会

基本信息

<table>
<tr><td rowspan="8">申请人信息</td><td>姓名</td><td>李宝娟</td><td>性别</td><td colspan="2">女</td><td>出生年月</td><td>******</td><td>民族</td><td>汉族</td></tr>
<tr><td>学位</td><td>博士</td><td>职称</td><td colspan="3">讲师</td><td colspan="2">每年工作时间/月</td><td>10</td></tr>
<tr><td>是否在站博士后</td><td colspan="3">否</td><td colspan="2">电子邮箱</td><td colspan="3">libjuan@163.com</td></tr>
<tr><td>电话</td><td colspan="2">******</td><td colspan="2">国别或地区</td><td colspan="4">中国</td></tr>
<tr><td colspan="3">个人通讯地址</td><td colspan="6">******</td></tr>
<tr><td colspan="3">工作单位</td><td colspan="6">******</td></tr>
<tr><td colspan="3">主要研究领域</td><td colspan="6">脑科学与认知科学</td></tr>
</table>

<table>
<tr><td rowspan="3">依托单位信息</td><td colspan="2">名称</td><td colspan="4">******</td></tr>
<tr><td>联系人</td><td>******</td><td>电子邮箱</td><td colspan="3">******</td></tr>
<tr><td>电话</td><td>******</td><td>网站地址</td><td colspan="3">******</td></tr>
</table>

<table>
<tr><td rowspan="2">合作研究单位信息</td><td>单位名称</td></tr>
<tr><td></td></tr>
</table>

<table>
<tr><td rowspan="9">项目基本信息</td><td>项目名称</td><td colspan="3">基于磁共振成像的重性抑郁症复发相关脑网络异常探测</td></tr>
<tr><td>英文名称</td><td colspan="3">Detecting abnormal brain networks associated with relapse of major depressive disorder using magnetic resonance imaging</td></tr>
<tr><td>资助类别</td><td>青年科学基金项目</td><td>亚类说明</td><td></td></tr>
<tr><td>附注说明</td><td colspan="3"></td></tr>
<tr><td>申请代码</td><td>H1802.fMRI 与脑、脊髓功能异常检测</td><td colspan="2">C090301：认知的脑结构及神经基础</td></tr>
<tr><td>基地类别</td><td colspan="3"></td></tr>
<tr><td>研究期限</td><td colspan="3">2014-01-01—2016-12-31</td></tr>
<tr><td>申请直接费用</td><td colspan="3">34.00 万元</td></tr>
</table>

<table>
<tr><td>中文关键词</td><td>重性抑郁症；复发；脑网络；磁共振成像</td></tr>
<tr><td>英文关键词</td><td>Major depressive disorder; Relapse; Brain network; Magnetic resonance imaging</td></tr>
</table>

（限 400 字）：

重性抑郁症是一个重大的社会公共健康问题，其极高的复发率是目前治疗中面临的一个重大挑战。借助于神经影像技术，研究者发现重性抑郁症不是单个脑区异常所致，而是一些脑网络调节异常的结果。目前为止，重性抑郁症复发相关的神经机制尚不清楚。同时，以往关于重性抑郁症的脑网络异常研究绝大多数使用无向脑网络分析技术，无法推断出脑中的信息流向。本项目拟使用磁共振成像技术，利用脑网络分析手段，探测重性抑郁症复发相关脑功能及结构网络异常。使用随机动态因果模型构建基于 BOLD-fMRI 和 ASL fMRI 的有向脑功能网络，使用 DTI 图像构建全脑结构连接网络。最后，通过比较治愈后复发和未复发患者脑功能和结构网络差异，阐明重性抑郁症复发相关的脑网络异常。本研究结果将为重性抑郁症的诊断、治疗以及防止复发提供重要的信息。

（限 3000 Characters）：

Major depressive disorder (MDD) is a crucial social and public health issue and its very high rates of relapse is among the most challenging problems in treatment of MDD. Researchers have found that MDD are associated with the dysregulation of some brain networks rather than abnormalities of a single region using neuroimaging techniques. However, the neural mechanism of MDD relapse remains largely unknown. Moreover, the majority of previous researches that studied abnormal brain networks in MDD applied undirected brain network analysis techniques and could not infer the information flow in the brain. This research will detect abnormal functional and structural brain networks associated with relapse of MDD using MRI and brain network analysis techniques. Directed functional brain networks based on BOLD-fMRI and ASL fMRI will be established using stochastic dynamic causal models. Whole-brain structural networks will be studied using DTI images. Finally, the abnormalities of brain networks associated with MDD relapse will be elucidated by comparing the functional and structural networks of MDD patients whose MDD relapseand patients who obtain enduring remission. This study will provide important information for diagnosis, treatment and relapse prevention of MDD.

中文摘要

英文摘要

项目组主要参与者（注：项目组主要参与者不包括项目申请人）

编号	姓名	出生年月	性别	职称	学位	单位名称	电话	电子邮箱	证件号码	每年工作时间/月
1	Karl JohnFriston	******	男	教授	博士	*******	******	******	******	3
2	王化宁	******	男	讲师	博士	*******	******	******	******	8
3	刘洋	******	男	讲师	博士	*******	******	******	******	10
4	张国鹏	******	男	讲师	硕士	*******	******	******	******	8
5	戎军艳	******	男	博士后	博士	*******	******	******	******	8
6	Chen Song	******	女	博士研究生	硕士	*******	******	******	******	8
7	齐顺	******	男	主管技师	硕士	*******	******	******	******	10
8	折霞	******	女	硕士研究生	学士	*******	******	******	******	10
9	张林川	******	男	博士研究生	硕士	*******	******	******	******	10

总人数	高级	中级	初级	博士后	博士研究生	硕士研究生
10	1	5		1	2	1

经费申请表（金额单位：万元）

科目	申请经费	备注（计算依据与说明）
一、研究经费	27.00	
1. 科研业务费	25.00	
（1）测试 / 计算 / 分析费	16.00	磁共振扫描费用：约 800 元 / 人次（校内科研资助，费用减半）
（2）能源 / 动力费	2.00	能源动力消耗费
（3）会议费 / 差旅费	3.00	学术会议交流费用
（4）出版物 / 文献 / 信息传播费	2.00	论文发表版面费
（5）其他	2.00	实验被试费
2. 实验材料费	0.00	
（1）原材料 / 试剂 / 药品购置费		
（2）其他		
3. 仪器设备费	2.00	
（1）购置	2.00	购买高性能计算机 1 台
（2）试制		
4. 实验室改装费		
5. 协作费		
二、国际合作与交流费	4.00	
1. 项目组成员出国合作交流	2.00	我方人员出国学习费用
2. 境外专家来华合作交流	2.00	境外专家来华指导、交流费用
三、劳务费	2.00	直接参加项目研究的研究生、博士后的劳务费用
四、管理费	1.00	项目依托单位为组织和支持项目研究而支出的费用
合计	34.00	
与本项目相关的其他经费来源	国家其他计划资助经费	
	其他经费资助（含部门匹配）	
	其他经费来源合计	0.00

报告正文

（一）立项依据与研究内容（4000—8000 字）

1. 项目的立项依据（研究意义、国内外研究现状及发展动态分析，需结合科学研究发展趋势来论述科学意义；或结合国民经济和社会发展中迫切需要解决的关键科技问题来论述其应用前景。附主要参考文献目录）

1.1 研究背景与意义

重性抑郁症（MDD）是一种常见的精神疾病，其临床表现主要为极其悲伤、极度的负罪感、无助感等[1]。作为一种高发性精神疾病，抑郁症终生均可发作。研究表明，男性一生中罹患抑郁症的风险大于 30%，而女性一生中罹患抑郁症的风险则高达 40% 以上[2,3]。MDD 对患者个人、家庭以及社会的危害极大。据报道，58% 的 MDD 患者曾有自杀意念，15% 的患者曾有自杀尝试[4]。最近，世界卫生组织进行了一次全球性健康调查，来自世界 60 多个国家和地区的共 245404 名被试参与了该调查。结果显示抑郁症对全球健康的影响最大，超过了很多慢性疾病如心绞痛、关节炎、哮喘以及糖尿病等[5]。MDD 已经成为一个重大的社会和公共健康问题[6]，而深入理解和阐明其病理生理学基础则是目前世界精神疾病研究领域的当务之急。

抑郁症的高复发率是目前 MDD 治疗中面临的一个重大的难题。据报道，首次发病的患者康复后复发的概率高达 50%，第二次发病后康复的患者有 70% 的可能性复发，对于第三次以上发病的患者，复发率则上升到 80%[7,8]。目前，抑郁症复发的神经机制尚不清楚。近年来，各种神经影像技术开始广泛用于 MDD 相关的研究并取得了很多突破性的成果，为 MDD 诊断以及治疗提供了重要的证据，同时也为揭示 MDD 的神经机制提供了关键的线索。磁共振成像（MRI）技术由于其分辨率高、非侵入性等特点备受临床以及科研工作者的青睐。研究表明，与正常被试相比，MDD 患者的脑结构和功能都存在显著异常[9-12]。经过抗抑郁药物治疗之后，部分脑区结构和功能的异常会随着临床症状的缓解而消失[13,14]。然而有趣的是，一些脑区的结构或功能异常在治愈的患者中仍然持续存在[15-17]，这意味着脑的异常并未完全"治愈"。这些持续存在的脑结构和功能的异常与 MDD 的复发之间有什么关系？是否正是这些异常导致了之后的复发？这些仍然是未知之谜。

借助于神经影像技术，研究者逐渐认识到 MDD 不是单个脑区的结构和功能异常所致，而是一些脑网络调节异常的结果。近年来，脑网络分析逐渐成为 MDD 研究中的热点问题之一。本研究团队一直致力于 MDD 相关的脑功能网络和结构网络异常研究。在前期的工作中，我们发现 MDD 患者的脑默认网络功能连接[17]、全脑功能连接[18]以及白质纤维连接[19]均存在异常。同时，我们也观察到治愈后 MDD 患者脑默认网络前部子网络的功能连接仍显著高于正常被试。本项目将在我们先前工作的基础上，研究治愈后 MDD 被试大脑中存在的结构和功能网络的异常与 MDD 复发之间的关系。本项目的研究可为理解 MDD 的神经机制提供影像学的线索，具有重要的科学研究意义。同时，研究结果可以为 MDD 的诊断、治疗以及防止复发提供直接的指导，具有重要的临床应用价值。

1.2 研究现状及发展趋势

目前国内外关于脑网络分析的研究主要分为两类：脑功能网络分析和脑结构网络分析。脑功能网络分析借助各种功能成像手段重点研究脑区的活动在功能上的耦合关系，而脑结构网络分析使用结构成像方式研究脑区在结构、解剖上的连接关系。传统的脑功能网络分析大多使用 BOLD-fMRI 技术。近年来，由于其完全无创性和可定量获得脑血流信息的优点，动脉自旋标记（ASL）fMRI 技术也开始在脑功能网络研究中崭露头角。脑结构网络分析则主要利用扩散张量成像（DTI）技术，通过纤维追踪来得到脑区间的解剖连接。本项目拟分别使用 BOLD-fMRI、ASL fMRI 以及 DTI 成像数据从血氧浓度、脑血流、脑白质纤维连接等各个方面全面探索 MDD 复发相关的神经机制。下面我们将分别从这三个方面介绍目前国内外的研究现状。

1.2.1 基于 BOLD-fMRI 的脑功能网络分析研究现状

BOLD-fMRI 由于无损伤、信噪比高的优势，目前被广泛用于检测 MDD 相关的脑功能连接网络异常。M. D. Greicius 等人发现 MDD 患者亚属扣带皮层与丘脑之间的功能连接显著增强，该研究同时发现患者病程与亚属扣带皮层的功能连接正相关[20]。Y. I. Sheline 等人的研究则发现认知控制网络、默认网络、情感网络三者通过双侧背外侧额中回皮层连接在一起，而抑郁症患者双侧背外侧额中回皮层与上述三个网络之间的功能连接显著增强[21]。国内，四川大学的学者使用全脑功能连接分析方法研究了首发 MDD 患者静息态脑功能连接，发现患者全脑功能连接网络拓扑特性异常[1]。中南大学的研究人员则报道脑默认网络不同皮层的功能连接分别与 MDD 患者的沉思及自传体记忆相关[22]。

BOLD-fMRI 也被广泛用于评测抗抑郁治疗对 MDD 患者脑功能的影响。虽然各项临床诊断数据显示抑郁症患者经过一定时期的抗抑郁药物治疗后，各项临床指标基本恢复到正常水平，但是来自脑功能影像方面的结果却不尽如人意。一项关于老年抑郁症患者的研究发现，经过抗抑郁药物治疗后，临床症状有所缓解的被试其脑功能连接异常也有所改善，但是前扣带皮层和前额叶的功能连接异常仍然存在[23]。最近，我们研究了 MDD 患者在抗抑郁治疗前后脑默认网络功能连接的变化，首次发现 MDD 患者的静息态默认网络分解为两个独立的空间子网络，后部子网络的功能连接异常经过 12 周的治疗完全恢复，而前部子网络（主要位于内侧前额叶皮层）的功能连接异常则持续存在[17]。目前为止，这些静息状态脑网络的异常是否与 MDD 的复发相关仍不清楚。

此外，目前关于 MDD 的脑功能网络异常研究主要使用脑功能连接分析方法，只强调脑区间的活动是否存在相关性，得到的脑网络为无向网络，无法推断脑网络中信息的流向，而信息的流向在脑网络分析中有非常重要的意义。为了更精确地揭示 MDD 复发相关的脑功能网络异常，本项目拟使用能够刻画脑区间连接方向的分析手段——脑有效连接分析手段。脑有效连接是指一个脑区的活动对另一个脑区的活动所施加的影响，强调脑区间活动在时间上的因果关系，强调信息的流向。动态因果建模（DCM）方法由于考虑了血流动力学响应过程，目前已经成为有效连接分析领域中应用最为广泛的模型之一。但是传统的 DCM 方法由于将脑看成一个确定性动力学系统而无法用于分析静息状态 BOLD-fMRI 数据。研究能够用于静息态有效连接分析的 DCM 模型是当前 MDD 相关的脑功能网络异常研究中需要解决的首要问题。课题组在前期研究中提出了基于 fMRI 的随机 DCM 方法，并结合独立成分分析建立了对静息态 fMRI 数据进行动态因果建模分析的框架。相关的研究成果已经发表在 *Neuro Image* 和 *Frontiers in Psychology* 等国际杂志上。本课题拟在前期研究的基础上，利用随机 DCM 来研究 MDD 患者静息态脑有效连接异常，并探索与抑郁症复发相关的隐性神经因素。

1.2.2 基于 ASL fMRI 的脑功能网络研究进展

神经影像学研究表明，MDD 患者常常表现出脑血流的异常。E. S. Monkul 等使用 PET 图像研究了 MDD 患者与正常对照组静息态下脑血流差异，发现患者右脑前扣带皮层脑血流降低，而双侧后扣带皮层、左脑海马旁回、右脑尾状核脑血流升高 [24]。S. Takahashi 等人发现经颅磁刺激之后 MDD 患者前扣带皮层的灌注降低 [25]。S. Kito 等人使用单光子发射计算机断层成像术（single-photon emission computed tomography, SPECT）研究了经颅磁刺激治疗对抑郁症患者额叶区域脑血流的影响，发现治疗的效果与背外侧前额叶皮层到腹内侧前额叶皮层的脑血流比率相关 [26]。

早期的研究主要使用 PET、SPECT 等成像方式，但是由于要注射造影剂，因而对人体存在一些损伤。最近几年，ASL fMRI 作为一种无创的灌注成像技术也逐渐在 MDD 的研究中得到了广泛的应用。与传统的 BOLD-fMRI 相比，ASL fMRI 具有众多优点。它能够定量得到脑血流信息、能够提供更精确的功能定位信息、低频信号漂移小、被试间差异小 [27]。如果能将 ASL fMRI 所提供的关于脑血流的定量信息与 BOLD-fMRI 所提供的血氧浓度变化信息结合起来，用于脑功能网络的分析，将有望更加清楚地揭示 MDD 复发相关的神经机制。

虽然已有研究表明使用 ASL fMRI 数据进行脑连接分析是可行的 [28,29]，目前国内外基于 ASL fMRI 数据构建脑功能网络的研究并不多见。最近，A. Orosz 等使用静息状态 ASL fMRI 数据发现 MDD 患者脑默认网络的绝对脑血流值下降，该研究同时观察到患者的抑郁严重程度与后扣带皮层的脑血流下降相关 [30]。使用 ASL fMRI 数据进行脑连接分析的主要难点在于 ASL fMRI 数据中包含的噪声大、对数据预处理方法要求高。课题组在前期的研究中，已经建立起一套使用 ASL fMRI 进行功能连接分析的方法，并成功地用于创伤后应激障碍相关的脑功能连接异常研究中，前期研究成果已经在 2013 年国际光学工程学会（Society of Photo-optical Instrumentation Engineers, SPIE）医学成像会议上进行交流。本课题拟在前期工作的基础上，使用 ASL fMRI 研究 MDD 患者的脑功能网络异常。同时，通过改进传统的 DCM 模型，提出基于 ASL fMRI 的 DCM 模型，并用该模型研究 MDD 复发相关的脑血流网络有向连接。

1.2.3 脑结构网络研究进展

除脑功能的损害之外，MDD 同时也与脑结构的异常改变有关 [9,10,31]。最近，M. J. Kempton 等进行了一项 Meta 分析，发现 MDD 患者与正常对照组相比，基底神经节、丘脑、海马、前额叶、框额皮层等体积下降。处于发病阶段的患者与症状有所缓解的被试相比，海马体积显著下降 [31]。

　　脑功能网络描述的是不同脑区的功能活动在时间上的相关性，而脑区间的结构连接 - 神经纤维连接则为功能连接提供了解剖学基础。脑结构连接的研究主要有两种方式：基于磁共振结构像的脑结构连接分析和基于 DTI 的脑结构连接分析。基于 DTI 的脑结构连接分析是近年来国内外学者使用得最多的脑结构连接分析方法。DTI 是一种新型的磁共振成像技术，该技术能够记录水分子在生物组织中的弥散方向和强度，并以此作为判断组织结构的依据。基于弥散成像的脑连接分析主要是建立在脑白质纤维追踪的基础上，用白质纤维束来刻画脑区间的结构连接。使用 DTI 数据研究 MDD 患者的脑结构连接网络异常及其与抑郁症复发的关系对于抑郁症的治疗和预防复发具有重要的意义。

　　R. B. Dalby 等通过 DTI 纤维追踪发现 MDD 患者脑白质纤维损伤，并且其损伤与被试在 Stroop 任务中的表现相关[32]。而另一项研究则发现，未经治疗症状缓解的 MDD 被试，左侧杏仁核到海马、小脑、脑干的白质纤维显著高于正常被试[33]。在前期工作中，课题组通过 DTI 纤维追踪技术构造了 MDD 患者的全脑结构网络，并使用模式识别方法对 MDD 患者和正常对照组的结构连接网络进行分类，分类准确率达到 91.7%。同时，课题组发现 MDD 患者的脑结构连接异常主要位于皮层 - 边缘系统[19]。然而，目前 MDD 复发相关的脑结构网络异常尚不清楚。本项目将在课题组前期工作的基础上，使用 DTI 数据构建 MDD 患者的脑结构网络，并将脑结构网络与脑功能网络分析结果相结合来阐明 MDD 复发的神经机制。

1.3　小结

　　借助于神经影像技术，人们逐渐认知到 MDD 可能是脑网络调节异常的结果。以往研究发现治愈后 MDD 患者中仍然存在脑功能和结构的异常，但是这些持续存在的脑结构和功能的异常与 MDD 复发之间的关系仍不清楚。同时，以往研究中涉及的脑网络主要是无向网络，无法推断信息在脑中的流向。为了深入揭示 MDD 复发相关的神经机制，本项目拟筛选 MDD 患者和正常被试两组，在抗抑郁药物治疗前、后以及治愈后复发时分别采集 MDD 患者的磁共振图像，之后通过有向脑功能网络分析和脑结构网络分析手段全面探索与 MDD 复发相关的脑功能和结构网络的异常。本项目的研究对揭示 MDD 的神经机制、改善 MDD 临床诊断和治疗效果以及防止 MDD 复发具有重要的科学研究意义和临床应用价值。

参考文献

[1] ZHANG J, WANG J, WU Q, et al. Disrupted brain connectivity networks in drug-naive, first-episode major depressive disorder[J]. Biol Psychiatry, 2011, 70(4): 334-342.

[2] KRUIJSHAAR M E, BARENDREGT J, VOS T, et al. Lifetime prevalence estimates of major depression: An indirect estimation method and a quantification of recall bias[J]. Eur J Epidemiol, 2005, 20(1): 103-111.

[3] ANDREWS G, TITOV N. Depression is very disabling[J]. Lancet, 2007, 370(9590): 808-809.

[4] SOKERO T P, MELARTIN T K, RYTSÄLÄ H J, et al. Suicidal ideation and attempts among psychiatric patients with major depressive disorder[J]. J Clin Psychiatry, 2003, 64(9): 1094-1100.

[5] MOUSSAVI S, CHATTERJI S, VERDES E, et al. Depression, chronic diseases, and decrements in health: results from the World Health Surveys[J]. Lancet, 2007, 370(9590): 851-858.

[6] WILES N, THOMAS L, ABEL A, et al. Cognitive behavioural therapy as an adjunct to pharmacotherapy for primary care based patients with treatment resistant depression: Results of the CoBalT randomised controlled trial[J]. Lancet, 2013, 381(9864): 375-384.

[7] CONSENSUS DEVELOPMENT PANEL. NIMH/NIH Consensus Development Conference statement: Mooddisorders-Pharmacologic prevention of recurrences[J]. Am J Psychiatry, 1985, 142(4): 469-476.

[8] SHEA M T, ELKIN I, IMBER S D, et al. Course of depressive symptoms over follow-up. Findings from the National Institute of Mental Health Treatment of Depression Collaborative Research Program[J]. Arch Gen Psychiatry, 1992, 49(10): 782-787.

[9] BORA E, FORNITO A, PANTELIS C, et al. Gray matter abnormalities in Major Depressive Disorder: A meta-analysis of voxel based morphometry studies[J]. J Affect Disord, 2012, 138(1-2): 9-18.

[10] DU M Y, WU Q Z, YUE Q, et al. Voxelwise meta-analysis of gray matter reduction in major depressive disorder[J]. Prog Neuropsychopharmacol Biol Psychiatry, 2012, 36(1): 11-16.

[11] ZHONG M, WANG X, XIAO J, et al. Amygdala hyperactivation and prefrontal hypoactivation in subjects with cognitive vulnerability to depression[J]. Biol Psychol, 2011, 88(2-3): 233-242.

[12] RITCHEY M, DOLCOS F, EDDINGTON K M, et al. Neural correlates of emotional processing in depression: Changes with cognitive behavioral therapy and predictors of treatment response[J]. J Psychiatr Res, 2011, 45(5): 577-587.

[13] ROSENBLAU G, STERZER P, STOY M, et al. Functional neuroanatomy of emotion processing in major depressive disorder is altered after successful antidepressant therapy[J]. J Psychopharmacol, 2012, 26(11): 1424-1433.

[14] FALES C L, BARCH D M, RUNDLE M M, et al. Antidepressant treatment normalizes hypoactivity in dorsolateral prefrontal cortex during emotional interference processing in major depression[J]. J Affect Disord, 2009, 112(1-3): 206-211.

[15] FARB N A, ANDERSON A K, BLOCH R T, et al. Mood-linked responses in medial prefrontal cortex predict relapse in patients with recurrent unipolar depression[J]. Biol Psychiatry, 2011, 70(4): 366-372.

[16] HOOLEY J M, GRUBER S A, PARKER H A, et al. Cortico-limbic response to personally challenging emotional stimuli after complete recovery from depression[J]. Psychiatry Res, 2009, 171(2): 106-119.

[17] LI B, LIU L, FRISTON K J, et al. A Treatment-Resistant Default Mode Subnetwork in Major Depression[J]. Biol Psychiatry, 2013, 74(1): 48-54.

[18] ZENG L L, SHEN H, LIU L, et al. Identifying major depression using whole-brain functional connectivity: A multivariate pattern analysis[J]. Brain, 2012, 135(Pt 5): 1498-

1507.

[19] FANG P, ZENG L L, SHEN H, et al. Increased cortical-limbic anatomical network connectivity in major depression revealed by diffusion tensor imaging[J]. PLoS One, 2012, 7(9): e45972.

[20] GREICIUS M D, FLORES B H, MENON V, et al. Resting-state functional connectivity in major depression: Abnormally increased contributions from subgenual cingulate cortex and thalamus[J]. Biol Psychiatry, 2007, 62(5): 429-437.

[21] SHELINE Y I, PRICE J L, YAN ZHIZI, et al. Resting-state functional MRI in depression unmasks increased connectivity between networks via the dorsal nexus[J]. Proc Natl Acad Sci U S A, 2010, 107(24): 11020-11025.

[22] ZHU X, WANG X, XIAO J, et al. Evidence of a dissociation pattern in resting-state default mode network connectivity in first-episode, treatment-naive major depression patients[J]. Biol Psychiatry, 2012, 71(7): 611-617.

[23] WU M, ANDREESCU C, BUTTERS M A, et al. Default-mode network connectivity and white matter burden in late-life depression[J]. Psychiatry Res, 2011, 194(1): 39-46.

[24] MONKUL E S, SILVA L A P, NARAYANA S, et al. Abnormal resting state corticolimbic blood flow in depressed unmedicated patients with major depression: A (15)O-H(2)O PET study[J]. Hum Brain Mapp, 2012, 33(2): 272-279.

[25] TAKAHASHI S, UKAI S, TSUJI T, et al. Cerebral blood flow in the subgenual anterior cingulate cortex and modulation of the mood-regulatory networks in a successful rTMS treatment for major depressive disorder[J]. Neurocase, 2012, 19(3): 262-267.

[26] KITO S, HASEGAWA T, KOGA Y. Cerebral blood flow ratio of the dorsolateral prefrontal cortex to the ventromedial prefrontal cortex as a potential predictor of treatment response to transcranial magnetic stimulation in depression[J]. Brain Stimul, 2012, 5(4): 547-553.

[27] WANG Z, AGUIRRE G K, RAO HENGYI, et al. Empirical optimization of ASL data analysis using an ASL data processing toolbox: ASLtbx[J]. Magn Reson Imaging, 2008, 26(2): 261-269.

[28] VIVIANI R, MESSINA I, WALTER M. Resting state functional connectivity in perfusion imaging: Correlation maps with BOLD connectivity and resting state perfusion[J]. PLoS One, 2011, 6(11): e27050.

[29] CHUANG K H, VAN GELDEREN P, MERKLE H, et al. Mapping resting-state functional connectivity using perfusion MRI[J]. Neuroimage, 2008, 40(4): 1595-1605.

[30] OROSZ A, JANN K, FEDERSPIEL A, et al. Reduced cerebral blood flow within the default-mode network and within total gray matter in major depression[J]. Brain Connect, 2012, 2(6): 303-310.

[31] KEMPTON M J, SALVADOR Z, MUNAFÒ M R, et al. Structural neuroimaging studies in major depressive disorder. Meta-analysis and comparison with bipolar disorder[J]. Arch Gen Psychiatry, 2011, 68(7): 675-690.

[32] DALBY R B, FRANDSEN J, CHAKRAVARTY M M, et al. Correlations between Stroop task performance and white matter lesion measures inlate-onset major depression[J]. Psychiatry Res, 2012, 202(2): 142-149.

[33] ARNOLD J F, ZWIERS M P, FITZGERALD D A, et al. Fronto-limbic microstructure and structural connectivity in remission from major depression[J]. Psychiatry Res, 2012, 204(1): 40-48.

2. 项目的研究内容、研究目标，以及拟解决的关键科学问题（此部分为重点阐述内容）

2.1 研究目标

本项目旨在使用脑影像手段，通过脑功能网络分析和脑结构网络分析来研究 MDD 患者在抗抑郁药物治疗前、后以及复发时的脑功能和结构网络异常，从而揭示引起 MDD 复发的神经机制。利用 BOLD-fMRI 阐明 MDD 复发相关的脑血氧浓度异常；通过 ASL fMRI 揭示 MDD 复发相关的脑血流异常；通过 DTI 明确脑血氧、脑血流异常的结构基础。

2.2 研究内容

为了深入揭示引起 MDD 复发的神经机制，实现上述研究目标，课题组将进行以下几个方面的研究。

2.2.1 基于 BOLD-fMRI 的脑功能网络研究

使用相关分析方法构造正常被试及 MDD 患者的全脑功能连接网络；使用独立成分分析方法提取各个被试的静息态脑网络，之后使用随机 DCM 模型研究各个网络间的有效连接；在独立成分分析的基础上，提取脑默认网络各个脑区的时间序列，利用随机 DCM 方法分析脑默认网络的有效连接。在脑功能网络分析基础上，比较 MDD 在治疗前、治疗后、复发时三个时段与正常被试全脑功能连接、静息态脑网络间有效连接以及默认网络有效连接的差异，比较 MDD 患者在此三个时段的脑功能网络差异，比较复发 MDD 患者与未复发 MDD 患者的脑功能网络差异。

2.2.2 基于 ASL fMRI 的脑功能网络研究

根据 ASL fMRI 成像原理，建立可用于 ASL fMRI 数据分析的随机 DCM 模型；比较正常对照组和 MDD 患者静息态脑血流差异，以存在脑血流异常的脑区为感兴趣区域，使用基于 ASL fMRI 的随机 DCM 研究各个感兴趣区域的有效连接；使用独立成分分析提取脑默认网络，研究默认网络各个脑区间的有效连接。最后，比较正常被试与 MDD 患者之间、MDD 患者在三个不同时段、复发 MDD 患者与未复发 MDD 患者的脑功能网络差异。

2.2.3 基于 DTI 的脑结构网络研究

利用 DTI 纤维追踪技术构建结构连接网络。比较 MDD 患者脑结构连接网络与正常被试的差异；比较 MDD 患者脑结构连接网络在抗抑郁药物治疗前、治疗后、复发时三个时段的差异；比较复发 MDD 患者与未复发 MDD 患者脑结构网络的差异。

2.3　拟解决的关键问题

2.3.1　静息态脑网络的动态因果建模分析

本项目中需要对静息态下采集的 BOLD-fMRI 图像进行有效连接分析。然而传统的 DCM 模型由于假设神经活动的变化仅由确定的外界输入引起，无法适用于静息态脑有效连接分析中。为了解决这一问题，必须对传统的 DCM 模型进行相应的改进。申请人已经做了一些前期工作，初步建立了对静息态 BOLD-fMRI 数据进行动态因果建模与分析的框架，然而该框架中对随机生理噪声的建模还不够精确。本项目拟在前期工作的基础上，结合静息态自发神经活动的特点，建立更加精确的随机生理噪声模型。

2.3.2　基于 ASL fMRI 的动态因果建模分析模型

基于 ASL fMRI 数据的脑连接分析研究尚在起步阶段。目前国际上还没有对 ASL fMRI 数据进行有效连接分析的研究，也没有相应的 DCM 模型。本项目拟依据 ASL fMRI 的成像原理，改进 DCM 的观测方程，提出基于 ASL fMRI 的 DCM 模型。

2.3.3　脑功能网络与脑结构网络的融合

脑结构网络异常的研究能够揭示功能网络异常的物质基础，将脑功能网络与脑结构网络分析的结果有效结合是本项目的难点。本项目拟使用脑功能网络分析的结果作为结构网络分析的兴趣区，通过 DTI 纤维追踪技术明确不同脑区的活动之间是通过哪些神经纤维相互影响的。另外，检测到脑结构网络异常之后，通过功能网络分析技术，可推断出异常纤维连接的方向信息。

3. 拟采取的研究方案及可行性分析（包括有关方法、技术路线、实验手段、关键技术等说明）

3.1　研究方案

3.1.1　被试筛选

3.1.1.1　MDD 患者组：选取西京医院住院或门诊 MDD 患者 50 例，要求患者年龄介于 18—60 岁，有两次以上 MDD 发作史。使用美国《精神障碍诊断与统计手册（第四版）》（DSM-4）对 MDD 患者进行诊断。同时采用 17 项汉密尔顿抑郁量表（17-item Hamilton Rating Scale for Depression, HAMD-17）和汉密尔顿焦虑量表（Hamilton Anxiety Scale, HAMA）对患者的抑郁程度和焦虑程度进行测量。排除标准包括：有严重躯体疾病而无法完成实验数据采集者；患有除 MDD 以外的其他精神疾病如精神分裂症、人格障碍等患者；有脑外伤史者；有长期物质滥用史者。

3.1.1.2　正常对照组：从第四军医大学及西京医院的工作人员中招募年龄、性别、受教育程度等匹配的健康对照 50 例。排除标准为：有严重躯体疾病而无法完成实验数据采集者；有精神疾病史者；有脑外伤史者；有长期物质滥用史者。

3.1.2　实验流程

在被试入组未进行抗抑郁药物治疗之前，对 MDD 患者组和正常对照组进行第一次磁共振数据采集并测量其各项临床指标。在第一次数据扫描之后，立即对 MDD 被试进行抗抑郁药物治疗。根据疾病严重程度和被试的身体状况，使用帕罗西汀（20—60mg/d）、文拉法辛（75—225mg/d）、度洛西汀（60—90mg/d）或喜普妙（20—40mg/d）对患者进行为期 12 周的抗抑郁药物治疗。12 周治疗结束时，对 MDD 患者组进行第二次磁共振扫描，并测量其各项临床指标。对所有治愈 MDD 患者继续给药并随访一年。在随访期间，如有治愈患者 MDD 复发，则立即进行第三次磁共振数据采集，并进行进一步的治疗。在为期一年的随访期结束后，对治愈后未复发患者进行第三次磁共振数据采集。

3.1.3 数据采集

数据采集使用西京医院 3.0T 磁共振成像系统完成，对每名被试采集静息状态 BOLD-fMRI 数据、静息态 ASL fMRI 数据、高分辨率 3D 图像和 DTI 数据。

3.1.3.1 静息态 BOLD-fMRI 数据：BOLD-fMRI 数据使用 Gradient-echo EPI 序列采集，轴位扫描，重复时间 TR = 2000ms，回波时间 TE = 30ms，层厚 = 4.0mm，层间距 = 0mm，视场 = 24cm，翻转角 = 90°，矩阵大小 = 64×64，层数 = 36。静息态 fMRI 数据扫描持续时间 6min，每个被试采集到 180 幅图像。

3.1.3.2 静息态 ASL fMRI 数据：ASL fMRI 数据使用脉冲自旋标记（pulse arterial spin labeling, pASL）技术采集。成像参数为：重复时间 TR = 2700ms，回波时间 TE = 13ms，层厚 = 3.0mm，视场 = 24cm，翻转角 = 90°，矩阵大小 = 64×64，层数 = 25，TI2 = 1800ms。扫描持续时间为 9min，每名被试获得 100 幅控制像和 100 幅标记像。

3.1.3.3 DTI 数据：采用 single-shot EPI 序列采集。重复时间 TR = 6590ms，回波时间 TE = 70ms，层厚 = 2.5mm，视场 = 24cm，翻转角 = 90°，矩阵大小 = 128×128，层数 = 60，b 值 = 70s/mm^2，磁场梯度方向 32 个，NEX = 2。

3.1.3.4 3D 结构像：采用 3-D MPRAGE T$_1$ 加权序列，重复时间 TR = 8.5ms，回波时间 TE = 3.743ms，层厚 1.0mm，视场 = 24cm，翻转角 = 8°，矩阵大小 = 256×256，层数 =180。

3.1.4 磁共振数据处理

3.1.4.1 静息态 BOLD-fMRI 数据处理

3.1.4.1.1 数据预处理：使用 SPM（SPM8, Welcome Department of Cognitive Neurology, Institute of Neurology, London, UK, http://www.fil.ion.ucl.ac.uk/spm）软件包对数据进行预处理。首先移除每个序列的前 5 幅图像以消除机器匀场的影响。接下来使用校正来对正不同时间点采集到的图像，头动大于 2.5mm 的被试其数据不再进入下一步的分析。此后使用空间标准化将每个被试的大脑标准化到 Montreal Neurological Institute（MNI）空间。之后利用半高宽为 8mm 的高斯滤波器对图像进行平滑。最后去除图像序列的线性漂移，并使用频率为 0.01—0.08Hz 的带通滤波器对图像进行滤波。

3.1.4.1.2 全脑功能连接分析：在数据预处理的基础上，使用标准的 Anatomical Automatic Labeling（AAL）模板将全脑划分为 90 个脑区，提取出各个脑区的时间序列，最后计算任意两个脑区的时间序列之间的相关性，构建全脑功能连接网络。

3.1.4.1.3 静息态脑网络间的有效连接分析：使用独立成分分析方法将预处理后的数据分解为一系列空间独立成分，从中提取出视觉网络、听觉网络、感觉运动网络、注意网络、默认网络、执行控制网络等静息态脑网络所对应的时间序列，并将其作为随机

DCM 模型各感兴趣区的时间序列。建立全连接 DCM 模型，并用基于网络发现的 DCM 模型选择算法选择最优模型，最后使用广义滤波算法估计得到各静息态脑网络间的有效连接。

3.1.4.1.4 静息态下脑默认网络的有效连接分析：利用上述独立成分分析中得到的默认网络空间分布信息，定义四个感兴趣区分别为：后扣带皮层、左侧后顶叶皮层、右侧后顶叶皮层和内侧前额叶皮层。使用预处理后的数据提取各个感兴趣区的时间序列，并建立全连接 DCM 模型。之后使用基于网络发现的 DCM 模型选择算法选择最优模型，并估计最优模型的有效连接参数。

3.1.4.2 静息态 ASL fMRI 数据处理

3.1.4.2.1 数据预处理：使用 SPM 软件进行数据预处理，ASL fMRI 数据首先经过空间校正和平滑，之后通过将标记像与控制像相减得到脑血流图像序列，最后对脑血流图像进行空间标准化。

3.1.4.2.2 基于 ASL fMRI 的动态因果模型建立：利用 ASL fMRI 的成像原理，将 rDCM 模型中的观测方程进行相应的改进，建立基于 ASL fMRI 的 rDCM 模型。

3.1.4.2.3 静息态脑血流异常网络有效连接分析：使用双样本 t 检验方法对比 MDD 被试在治疗前、后以及复发时与正常对照组的脑血流差异。以存在差异的脑区为兴趣区，提出其时间序列，利用基于 ASL fMRI 的 rDCM 分析这些感兴趣区之间的信息流向。

3.1.4.2.4 基于 ASL fMRI 的脑默认网络有效连接分析：使用独立成分分析方法将静息态脑血流时间序列分解为一系列独立成分，提取出脑默认网络，之后定义感兴趣区域，利用基于 ASL fMRI 的 rDCM 分析脑默认网络有效连接。

3.1.4.3 DTI 数据处理

3.1.4.3.1 预处理：DTI 数据预处理使用 FSL（http://www.fmrib.ox.ac.uk/fsl）软件完成。首先利用大脑提取工具 BET 去除头皮、头骨、脑脊液等非脑组织。接下来使用 Mcflirt 工具包对 DTI 数据进行头动校正，最后使用 eddy_correct 工具包对 DTI 数据进行电涡流校正。

3.1.4.3.2 脑区分割：使用 AAL 标准模板将全脑分为 90 个脑区。

3.1.4.3.3 脑白质纤维追踪：使用预处理后的 DTI 图像计算各个弥散张量系数，建立每个体素的弥散张量系数分布，然后利用概率追踪算法对脑区间的脑白质纤维进行追踪。

3.1.4.3.4 脑结构网络异常研究：结合脑区分割结果与白质纤维追踪结果，计算脑区间的纤维连接强度构建全脑结构网络。

3.1.5 统计分析

比较 MDD 患者在治疗前、治疗后、复发时三个时段与正常对照组脑功能和结构网络的差异，研究 MDD 相关的脑功能及结构异常；比较复发 MDD 患者与未复发 MDD 患者在 12 周治疗结束时的脑功能网络与脑结构网络差异，并与临床指标做相关分析，研究治愈 MDD 被试脑的哪些功能或结构改变与后续复发相关；比较复发 MDD 患者与未复发 MDD 患者在第三次扫描时的脑功能和结构差异，明确与 MDD 复发相关的脑功能及结构异常；比较治疗前、治疗后，以及复发时 MDD 患者脑功能和结构网络，阐明脑功能和结构随疾病发展而变化的规律。

3.2　技术路线（图 5-1）

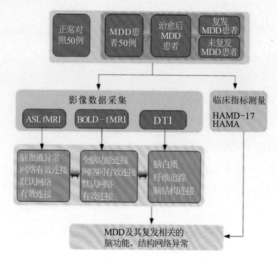

图 5-1　技术路线图

3.3　可行性分析

3.3.1　数据采集

西京医院心身科是西北地区最早的精神病学专业科室，年诊治抑郁症患者 3 万人次以上，为本研究的顺利实施提供了充足的被试资源。课题组成员王化宁长期从事精神疾病相关的研究，具有丰富的临床诊断经验。同时，西京医院拥有国际先进的磁共振成像扫描系统，为数据采集提供了硬件支持。课题组成员齐顺为西京医院放射科磁共振室主管技师，具有丰富的脑影像数据采集经验。以上为本课题的数据采集提供了坚实的硬件支持和人员支持。

3.3.2　数据分析

申请人近年来一直从事磁共振图像建模与分析相关的理论研究和应用研究，熟悉 BOLD-fMRI 数据、ASL fMRI 数据以及 DTI 数据分析方法，在国际上首次提出了对静息状态 BOLD-fMRI 数据进行动态因果建模与分析的框架，并与合作者共同提出了基于 fMRI 的 rDCM、基于网络发现的 DCM 模型选择算法以及用于参数估计的广义滤波算法。申请人于 2010 年至 2011 年由国家留学基金委员会公派前往英国伦敦大学学院（University College London）在 Karl John Friston 教授的指导下学习，回国后一直与 Karl John Friston 教授保持密切联系。Karl John Friston 教授是本项目主要参与者之一，他是国际神经影像研究领域的权威学者之一，先后发明了统计参数映射方法、体素形态学方法、动态因果建模方法等，这些方法目前均已成为国际磁共振图像分析的标准方法。

3.3.3　前期预实验

本课题是申请人前期工作的继续和深入，在 MDD 相关的研究以及脑连接分析方面，申请人及课题组已经做了部分前期工作。相关成果已发表在 *Biological Psychiatry*（SCI 影响因子 8.283）、*Brain*（SCI 影响因子 9.457）、*Neuroimage*（SCI 影响因子 5.937）等国际权威杂志上。前期研究中，课题组发现治愈的 MDD 患者中仍然存在脑功能连接的异常，鉴于 MDD 的高复发性，该结果提示 MDD 的复发可能与这些脑的异常相关。该结果直接启发了课题组进行本课题的研究来深入阐明 MDD 复发相关的神经机制。为了顺利完成本项目中对静息态数据进行动态因果建模与分析的研究工作，我们提出了基于 BOLD-fMRI 的 rDCM 模型，建立了静息态有效连接分析的框架。基于 ASL fMRI 的功能网络分析是本项目的一个难点。在前期的工作中，我们已经成功地使用 ASL fMRI 数据研究了创伤后应激障碍患者的脑功能连接异常，初步证明了使用 ASL fMRI 数据进行功能网络分析的可行性，相关的研究成果已在 2013 年的 SPIE 医学成像会议上进行交流。本研究将在该成果的基础上，基于 ASL fMRI 的成像原理，改进传统的动态因果模型，建立使用 ASL fMRI 数据进行有效连接分析的模型。

4. 本项目的特色与创新之处

4.1　本项目特色

MDD 的高复发问题一直以来是临床以及科研中面临的一个难点问题。本项目综合使用 BOLD-fMRI、ASL fMRI 以及 DTI 等成像手段，从脑血氧浓度、脑血流以及白质纤维连接等各个角度研究 MDD 复发相关的脑功能和结构网络异常，从而阐明 MDD 复发的神经机制。

4.2　本项目创新之处

4.2.1　思想创新

本项目设计了一个纵向实验，对 MDD 患者从治疗开始前、治疗结束后以及治愈后的复发过程进行了全程的跟踪与随访。

4.2.2　技术创新

本项目将基于 ASL fMRI 的成像原理，改进传统的基于 BOLD-fMRI 的动态因果模型，建立能够用于 ASL fMRI 数据分析的动态因果模型。

4.2.3　结果创新

本项目研究了 MDD 复发相关的神经机制，研究结果对于 MDD 相关的科研和临床都有重要的意义，并有望对 MDD 的治疗及防复发提供重要的依据。

5. 年度研究计划及预期研究结果（包括拟组织的重要学术交流活动、国际合作与交流计划等）

5.1　年度研究计划

5.1.1　2014-01-01—2014-06-30

筛选治疗前 MDD 患者和正常对照组，进行临床指标的评价，并对所有被试进行第一次磁共振数据的采集。

5.1.2 2014-07-01—2014-12-31

对 MDD 患者进行为期 12 周的抗抑郁药物治疗，在治疗结束后，对所有被试进行临床指标的评价并对 MDD 患者进行第二次磁共振图像的采集。

5.1.3 2015-01-01—2015-12-31

完成治疗前、后 MDD 患者与正常对照组的脑功能网络与脑结构网络分析。发表 SCI 论文 1—2 篇。同时，对治愈 MDD 患者继续给药并定期进行随访，记录其临床指标。如有被试 MDD 复发，则立即进行第三次磁共振扫描，并给予治疗。在随访 1 年结束时，对治愈后未复发的患者进行第三次磁共振扫描。

5.1.4 2016-01-01—2016-12-31

完成第三次扫描数据的脑功能和结构网络分析。通过统计分析，研究与 MDD 复发相关的脑功能和结构网络异常。发表 SCI 论文 1—2 篇。

5.2 预期研究成果

5.2.1 理论成果

建立基于 ASL fMRI 数据的动态因果建模分析框架；揭示 MDD 相关的脑功能和结构异常，探索 MDD 复发相关的神经机制。

5.2.2 论文发表

研究成果在 SPIE 年会、HBM 会议等高级国际会议上交流；发表 SCI 论文 2—3 篇。

（二）研究基础与工作条件

1. 工作基础（与本项目相关的研究工作积累和已取得的研究工作成绩）

本项目是对申请人及课题组前期工作的继续和深入。本项目申请人多年来一直从事 MDD 相关的脑功能连接和脑结构连接分析方面的研究工作。在基于磁共振成像的脑连接分析方法方面做了大量深入的工作，同时对 MDD 的神经机制有较深刻的理解与认识。在前期的研究工作中，申请人近五年来在本领域精神疾病研究方面权威杂志 *Biological Psychiatry*（SCI 影响因子 8.283）、脑功能成像研究方面权威杂志 *Brain*（SCI 影响因子 9.457）、磁共振成像数据分析方法学方面权威杂志 *Neuroimage*（SCI 影响因子 5.937）等国际刊物上共发表学术论文 10 余篇，其中 SCI 影响因子大于 5 的论文 4 篇。以第一作者身份发表论文 8 篇，其中 SCI 影响因子大于 5 的论文 2 篇。在脑连接分析方法学方面，申请人多年来一直与英国皇家科学院院士 Karl John Friston 教授保持密切合作关系，共同提出了基于 fMRI 的 rDCM 方法、rDCM 参数估计的广义滤波算法、基于网络发现的模型选择算法、静息态 BOLD-fMRI 数据动态因果建模与分析方法等众多脑有效连接分析方法。在 MDD 相关的脑功能及结构异常研究方面，申请人及合作者分析了 MDD 患者的全脑功能连接、默认网络功能连接以及全脑结构连接异常。这些前期研究工作为本项目的顺利实施奠定了坚实的理论基础与应用基础。

在与本项目相关的前期研究中已开展的工作和取得的研究成果如下。

1.1 脑连接分析理论模型与方法研究

1.1.1 基于 BOLD-fMRI 的 rDCM 方法研究

申请人研究了基于 BOLD-fMRI 的 rDCM 方法。该方法能够克服传统确定性 DCM 方法建模不完整、参数估计精度不高、无法用于分析静息态 BOLD-fMRI 数据的缺陷。仿真分析结果显示，rDCM 得到的连接参数估计值更加接近真实值（图 5-2）。目前该研究成果已发表在国际磁共振成像数据分析方法学方面权威杂志 *Neuroimage*（SCI 影响因子 5.937）上。本项目将采用该模型来完成基于 BOLD-fMRI 数据的有效连接分析。

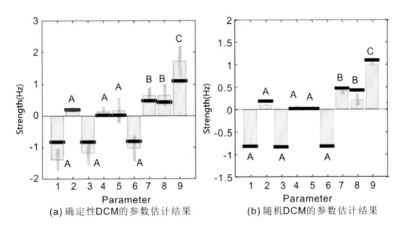

图 5-2　确定性 DCM 和随机 DCM 参数估计结果对比

〔LI BAOJUAN, JEAN DAUNIZEAU, KLAAS E. STEPHAN, et al. Generalised filtering and stochastic DCM for fMRI[J]. Neuroimage, 2011, 58(2): 442-457.〕

1.1.2 基于网络发现的 DCM 模型选择方法研究

申请人与合作者共同提出了基于网络发现的 DCM 模型选择算法，该方法只需估计一个全连接模型的参数即可推断出所有备选模型生成数据的概率。因为无须估计所有备选模型的参数，该方法大大降低了计算复杂度。同时，该方法无须研究者事先定义备选模型，因而实现了 DCM 由模型驱动方法向数据驱动方法的跨越。目前该研究成果已发表在国际磁共振成像数据分析方法学方面权威杂志 *Neuroimage*（SCI 影响因子 5.937）上。本项目将采用基于网络发现的 DCM 模型选择算法来寻找最优模型。

1.1.3 静息态 BOLD-fMRI 数据动态因果建模与分析框架

申请人结合 rDCM 方法与独立成分分析方法，建立了对静息态 BOLD-fMRI 数据进行动态因果建模与分析的框架。使用该框架研究了静息态脑默认网络的有效连接，并对比了该网络的有效连接在静息状态与任务状态下的差异。发现虽然任务状态下默认网络的活动降低，该网络的有效连接却显著增强了（图 5-3），该发现对于揭示脑默认网络的功能有重要的意义。相关的前期结果已发表在国际杂志 *Frontiers in Psychology* 上。本项目将使用该框架来分析静息态 BOLD-fMRI 数据和 ASL fMRI 数据。

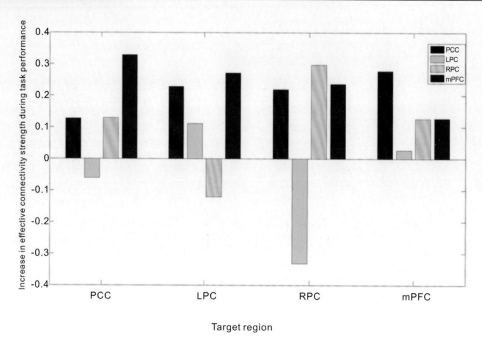

图 5-3　任务状态下默认网络各脑区间有效连接显著高于静息状态

〔LI BAOJUAN, WAND XIANG, YAO SHUQIAO, et al. Task-Depedent Modulation of Effective Connectivity within the Default Mode Network [J]. Front Psychology, 2012, 3: 206.〕

1.1.4　基于 ASL fMRI 的脑连接分析研究

申请人使用 ASL fMRI 数据分析了创伤后应激障碍患者静息态脑功能连接，发现与正常被试相比，创伤后应激障碍患者多个脑区与颞中回的功能连接异常（图 5-4），前期结果已在 2013 年 SPIE 医学成像会议进行交流。本项目将在脑功能连接分析的基础上，研究对 ASL fMRI 数据进行有效连接分析的方法。

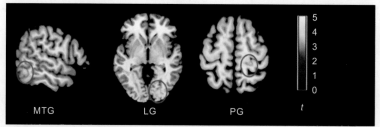

图 5-4　创伤后应激障碍患者多个脑区与颞中回的功能连接异常

〔LI BAOJUAN, LIU JIAN, LIU YANG, et al. Altered resting-state functional connectivity in post-traumatic stress disorder: A perfusion MRI study[J]. SPIE Medical Imaging, 2013: 8673-8743.〕

1.2　MDD 相关的脑功能连接网络和脑结构连接网络异常研究

1.2.1　MDD 患者默认网络功能连接异常研究

申请人使用独立成分分析方法研究了 MDD 患者默认网络的功能连接异常以及药物治疗对该网络功能连接的影响。首次发现 MDD 患者的默认网络分解为两个空间独立的子网络，这两个子网络不仅空间上相互独立，其对应的脑功能活动在时间上也不同步（图

5-5）。与正常对照组相比，治疗前 MDD 患者这两个默认网络子网络的功能连接都显著增强。然而这两个子网络对于抗抑郁药物治疗却表现出截然相反的特性。经过为期 12 周的抗抑郁药物治疗后，MDD 患者的后部子网络功能连接异常全部恢复，而前部子网络的功能连接异常仍然存在。目前，该项研究成果已经发表在国际精神病研究领域权威杂志 *Biological Psychiatry*（SCI 影响因子 8.283）。本项目将在该研究的基础上，分析治疗后 MDD 患者前部子网络的功能连接异常与 MDD 复发之间的关系。

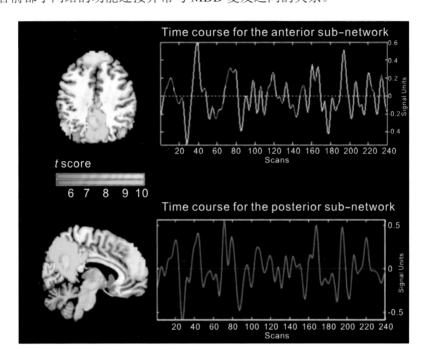

图 5-5　两个默认网络子网络的空间分布及时间序列

〔LI BAOJUAN, LIU LI, FRISTON K J, et al. A Treatment-Resistant Default Mode Subnetwork in Major Depression[J]. Biol Psychiatry, 2013, 74(1): 48-54.〕

1.2.2　MDD 患者静息状态全脑功能连接异常研究

课题组研究了 MDD 患者全脑功能连接网络，发现 MDD 患者多个脑区间的功能连接异常（图 5-6）。同时，使用模式识别方法利用全脑功能连接网络对 MDD 患者和正常对照组进行分类，正确率达到 94.3%。本研究成果已发表在国际脑功能成像研究方面权威杂志 *Brain*（SCI 影响因子 9.457）上。

1.2.3　MDD 患者脑白质纤维连接异常研究

课题组利用 DTI 图像，通过概率性纤维追踪技术构建了 MDD 患者和正常被试的全脑解剖连接网络。之后使用模式识别技术利用全脑解剖连接网络对 MDD 患者和正常对照组进行分类，并寻找最能代表两组被试差异的特征。结果显示，使用全脑结构连接对 MDD 被试和正常对照组进行分类，分类准确率达到 91.7%。而最能将 MDD 被试与正常对照组分开的脑解剖连接则主要位于皮层 - 边缘系统（cortical-limbic network）网络（图 5-7）。这项研究为解释 MDD 患者的情绪调节异常和认知功能损害提供了解剖学基础。本项目将使用该研究的方法构建 MDD 患者结构连接网络。

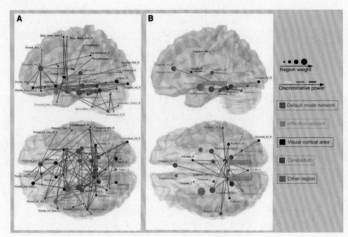

图 5-6　MDD 患者多个脑区间的功能连接异常

〔ZENG LING-LI, SHEN HUI, LIU LI, et al. Identifying major depression using whole-brain functional connectivity: A multivariate pattern analysis[J]. Brain, 2012,135(Pt 5): 1498-1507.〕

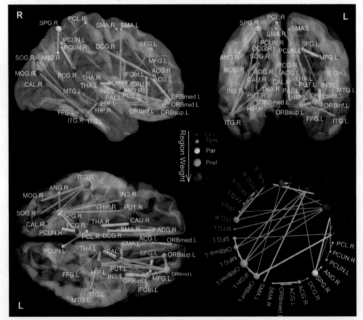

图 5-7　最具区分能力的脑连接

〔FANG PENG, ZENG LING-LI, SHEN HUI, et al. Increased cortical-limbic anatomical network connectivity in major depression revealedby diffusion tensor imaging[J]. PLoS One, 2012, 7(9): e45972.〕

2. 工作条件（包括已具备的实验条件，尚缺少的实验条件和拟解决的途径，包括利用国家实验室、国家重点实验室和部门开放实验室等研究基地的计划与落实情况）

项目申请人所在的第四军医大学生物医学工程系拥有教学和科研实验室面积共计3100 平方米，获批全军医学重点实验室一个，军队重点实验室一个。生物医学工程于1998 年成为博士学位一级授权学科。1999 年建立生物医学工程研究所。2000 年建立生物医学工程博士后流动站。生物医学工程是国家"211 工程"和原总后"530 工程"重点建设学科。此为本项目的顺利开展提供了良好的试验和计算平台。

西京医院心身科年诊治抑郁症患者 3 万人次以上。该科室具有与本课题相关的各类治疗和实验仪器，包括电针治疗仪、rTMS 经颅磁治疗仪、动物用重复经颅磁刺激仪、大脑生物反馈治疗仪等。此为本项目临床被试的募集、治疗方案的实施、行为学数据的采集提供了重要保障。

西京医院放射科具备 4 台 1.5T、2 台 3T 磁共振扫描系统，可进行高分辨率结构像、静息及任务状态下的磁共振功能像、弥散加权图像、动脉自旋标记图像等多种模态影像数据采集，能够完全满足本课题所需的数据采集需求。

3. 承担科研项目情况（申请人正在承担或参加科研项目的情况，包括自然科学基金的项目。要注明项目的名称和编号、经费来源、起止年月、与本项目的关系及负责的内容等）

无。

4. 完成自然科学基金项目情况〔对申请人负责的前一个已结题科学基金项目（项目名称及批准号）完成情况、后续研究进展及与本申请项目的关系加以详细说明。另附该已结题项目研究工作总结摘要（限 500 字）和相关成果的详细目录〕

无。

李宝娟简历

李宝娟，女，中国人民解放军第四军医大学，生物医学工程学院，讲师。

1. 个人简介

主要从事脑功能磁共振图像的建模与分析、脑功能连接及脑有效连接研究以及各类精神疾病相关的脑连接异常研究工作。2010-01—2011-01 国家公派赴英国伦敦大学学院功能影像实验室（The Functional Imaging Laboratory）学习 1 年，师从英国皇家科学院院士 Karl John Friston 教授。2012 年获得博士学位，博士论文题目为《基于功能磁共振成像的脑连接分析》，导师为胡德文教授。已发表论文十余篇，其中以第一作者或导师第一作者发表影响因子 5.0 以上论文 3 篇。

2. 受教育经历

2008-02—2012-07，国防科学技术大学，机电工程与自动化学院，博士研究生，导师：胡德文。

2006-09—2007-12，国防科学技术大学，机电工程与自动化学院，硕士研究生，提前攻博，导师：胡德文。

2002-09—2006-06，国防科学技术大学，机电工程与自动化学院，学士。

3. 研究工作经历

2012-07—至今，第四军医大学，生物医学工程学院，讲师。

2010-01—2011-01，英国伦敦大学学院，The Wellcome Trust Center for Neuroimaging，联合培养博士研究生。

4. 主要论著（最近三年发表学术论文）

（1）期刊论文

[1] LI BAOJUAN, LIU LI, FRISTON J. KARL, SHEN HUI, WANG LUBIN, ZENG LING-LI, HU DEWEN*. A Treatment-Resistant Default Mode Subnetwork in Major Depression[EB/OL]. Biol Psychiatry, 2012-12-27. doi: 10.1016/j.biopsych.2012.11.007.（SCI Index, 影响因子 8.283）

[2] LI BAOJUAN, DAUNIZEAU JEAN, STEPHAN E. KLAAS, PENNY WILL, HU DEWEN, FRISTON KARL*. Generalised filtering and stochastic DCM for fMRI[J]. Neuroimage, 2011, 58(2): 442-457.（SCI Index, 影响因子 5.937）

[3] FRISTON J. KARL*, LI BAOJUAN, DAUNIZEAU JEAN, STEPHAN E. KLAAS. Network discovery with DCM[J]. Neuroimage, 2011, 56(3): 1202-1221.（SCI Index, 影响因子 5.937）. 导师第一作者

[4] WANG XUYI, LI BAOJUAN, ZHOU XUHUI, LIAO YANHUI, TANG JINSONG, LIU TIEQIAO, HU DEWEN*, HAO WEI*. Changes in brain gray matter in abstinent heroin addicts. Drug and Alcohol Dependence[J]. 2012, 126(3): 304-308.（SCI Index, 影响因子 3.383）. 并列第一作者

[5] LI BAOJUAN, WAND XIANG, YAO SHUQIAO, HU DEWEN*, FRISTON J. KARL. Task-Dependent Modulation of Effective Connectivity within the Default Mode Network[J]. Front Psychology, 2012, 3: 206.

[6] LI BAOJUAN, SHEN HUI, CAO FENGLIN, SU LINYAN, HU DEWEN*. Neural Substrate of Internet Addiction Revealed by Neuroimaging Technique in a GoStop Paradigm[J]. Neuroimage, 2009, 47(S1): S39-S41.

[7] FRISTON J. KARL*, STEPHAN KLAAS, LI BAOJUAN, DAUNIZEAU JEAN. Generalised Filtering[J]. Math Probl Eng, 2010, 2010: 1-35.（SCI Index, 影响因子 0.777）

[8] SU LONGFEI, WANG LUBIN, CHEN FANGLIN, SHEN HUI, LI BAOJUAN, HU DEWEN*. Sparse representation of brain aging: Extracting covariance patterns from structural MRI[J]. PLoS One, 2012, 7(5): e36147.（SCI Index, 影响因子 4.092）

[9] ZENG LING-LI, SHEN HUI, LIU LI, WANG LUBIN, LI BAOJUAN, FANG PENG, ZHOU ZONGTAN, LI YAMING, HU DEWEN*. Identifying major depression using whole-brain functional connectivity: A multivariate pattern analysis[J]. Brain, 2012, 135(Pt 5): 1498-1507.（SCI Index, 影响因子 9.457）

[10] FAND PENG, ZENG LING-LI, SHEN HUI, WANG LUBIN, LI BAOJUAN, LIU LI, HU DEWEN*. Increased cortical-limbic anatomical network connectivity in major depression revealed by diffusion tensor imaging[J]. PLoS One, 2012, 7(9): e45972.（SCI Index, 影响因子 4.092）

（2）会议论文

LI BAOJUAN, LIU JIAN, LIU YANG, LU HONG-BING*, YIN HONG*. Altered resting-state functional connectivity in post-traumatic stress disorder: A perfusion MRI study[R]. SPIE Medical Imaging, 2013: 8673-8743.（Accepted）

参与者简历

略。

签字和盖章页（此页自动生成，打印后签字盖章）

申 请 人：李宝娟 　　　 依托单位：******
项目名称：基于磁共振成像的重性抑郁症复发相关脑网络异常探测
资助类别：青年科学基金项目　亚类说明：
附注说明：

申请人承诺：

　　我保证申请书内容的真实性。如果获得资助，我将履行项目负责人职责，严格遵守国家自然科学基金委员会的有关规定，切实保证研究工作时间，认真开展工作，按时报送有关材料。若填报失实和违反规定，本人将承担全部责任。

　　　　　　　　　　　　　　　　　　　　　　　　　　　签字：

项目组主要成员承诺：

　　我保证有关申报内容的真实性。如果获得资助，我将严格遵守国家自然科学基金委员会的有关规定，切实保证研究工作时间，加强合作、信息资源共享，认真开展工作，及时向项目负责人报送有关材料。若个人信息失实、执行项目中违反规定，本人将承担相关责任。

编号	姓名	工作单位名称	项目分工	每年工作时间/月	签　字
1	Karl John Friston	******	脑有效连接分析	6	
2	王化宁	******	被试筛查	8	
3	刘洋	******	DTI数据处理	10	
4	张国鹏	******	数据预处理	8	
5	戎军艳	******	fMRI数据预处理	8	
6	Chen Song	******	脑功能网络分析	8	
7	齐顺	******	影像数据采集	10	
8	折霞	******	影像数据采集	10	
9	张林川	******	DTI数据处理	10	

　　依托单位及合作研究单位承诺：

　　已按填报说明对申请人的资格和申请书内容进行了审核。申请项目如获资助，我单位保证对研究计划实施所需要的人力、物力和工作时间等条件给予保障，严格遵守国家自然科学基金委员会有关规定，督促项目负责人和项目组成员以及本单位项目管理部门按照国家自然科学基金委员会的规定及时报送有关材料。

　　依托单位公章　　　　　　合作研究单位公章1　　　　　　合作研究单位公章2
　　　日期：　　　　　　　　　日期：　　　　　　　　　　　日期：

第二节　审议意见

关于你的项目的同行评议意见如下。

<1>

该申请项目采用多种脑影像学研究方法对复发 MDD 患者的脑网络异常进行研究，同时构建并研究 MDD 及其复发相关的结构和功能网络异常，采用国际领先的数据分析方法，在技术上具有较强的创新性和研究价值。项目申请人思路清晰，目的明确，研究方案合理可行，具有较强的创新思维能力和前期工作基础。

不足之处：申请项目以 MDD 患者为研究对象，但研究团队人员中负责入组并筛选 MDD 患者的人员有所欠缺，建议由 1—2 名副高职以上的精神科专业医生对入组 MDD 患者进行明确诊断并保证随访过程的严谨性。

建议优先资助。

<2>

申请项目《基于磁共振成像的重型抑郁症复发相关脑网络异常探测》拟采用 BOLD-fMRI 和 ASL fMRI 技术探测重型抑郁症患者的有向脑功能网络异常，使用 DTI 构建脑结构网络异常。该研究具有较强的创新性及较高的科学价值。项目组进行了较多与本课题直接相关的研究工作，前期工作基础较好，学术梯队合理，工作条件较完善。综上所述，建议优先资助。

<3>

该申请项目拟以抑郁症复发患者为研究对象，采用有向脑功能网络分析和脑结构网络分析手段研究抑郁症患者在抗抑郁药物治疗前、治疗后以及复发时的脑功能和结构网络异常，试图全面探索与重性抑郁症复发相关的脑功能和结构网络的异常。该项目立论清晰，研究目标较明确，可能为重性抑郁症的神经机制提供影像学线索，其可能的研究结果可为重性抑郁症的诊断、治疗及防止复发提供临床指导，具有一定的临床应用价值。

该申请项目在研究设计上为纵向研究；使用随机动态因果模型构建基于 BOLD-fMRI 和 ASL fMRI 的有向脑功能网络，并运用 DTI 图像构建全脑结构连接网络，研究方法具有一定创新性。研究技术路线较严谨、清晰，有可行性，预期研究结果将具有一定临床价值。从申请人的研究背景和水平来看，其具备一定研究能力，研究团队组成比较合理，预计有能力完成本项目。

综上，同意资助。

<4>

本研究拟采用磁共振成像技术，利用脑网络分析手段，探测重性抑郁症复发的相关脑功能及结构网络异常，为重性抑郁症的诊断、治疗以及防止复发提供客观依据。本课题选题具有重要的现实意义，且具有一定的创新性。项目申请人对国内外的研究现状有很好的了解，立题依据充分，提出的研究目标具体，拟解决的关键科学问题明确，研究方案详细具体并可行，申请人有较强的研究背景。

有几个问题需要注意：本研究入组对象为 18—60 岁，对于年龄大于 50 岁的被试，应注意是否共患躯体问题，如高血压等也会影像脑功能；研究方案中请写出临床痊愈标准，如治疗后量表减分率、社会功能恢复情况等。建议完善研究方案后给予资助。

<5>

抑郁症的效能连接研究较多，申请人提出的有向功能连接研究较少，不够全面，对该领域需要进一步了解。申请人提出利用 DCM 进行网络连接探究，事实上，DCM 在针对小规模网络的时候计算精度比较合理。抑郁症是高复发的疾病，异质性高，复发的临床表现差异大，申请人未能严格定义复发入组者的标准，难以保证能达到研究目的。不建议资助。

专家评审组意见：该项目经学科评审组专家讨论、投票，获赞成票超过半数，建议资助。

第三节 反 思

回首首次申请国家自然科学基金已经是 8 年前的事情了，那时候本人博士研究生刚毕业，从长沙来到西安工作，对于申请基金一事非常陌生。幸而学校及科室对于基金申请非常重视，早早就部署了当年的基金申请工作。在各位专家教授的精心指导和帮助下，本人也得以幸运地首次申请即获得资助，自此后，便在申请基金—完成项目—申请基金这条路上乐此不疲地奋斗着。一路走来，踩过很多坑，也有些许感悟，在这里本人也将自己的一些粗浅的认识分享出来，希望能够对初出茅庐的青年才俊有小小的启发。

一、凡事预则立，不预则废

"早起的鸟儿有虫吃""机遇偏爱有准备的人"这些道理大家都懂。本人的血泪教训是申请书的撰写工作要尽早开始，至少提前 3 个月开始动笔。这样就可以有充足的时间一遍遍对申请书进行修改，字斟句酌，精益求精。而不是在"年关"之际，在焦虑和彷徨中，赶在最后一分钟前交上一份充满遗憾的申请书。

简单介绍下本人单位基金申请工作的各个时间节点供大家参考。以科室为例，一般会在每年的 11 月或 12 月进行首次动员，主要是邀请系内专家与申请人一起研讨申请书的科学问题和立项依据部分。之后，申请人按照专家意见完成第一稿申请书的撰写。系内一审大约于 1 月完成，并将专家意见反馈给申请人。每年的 2 月会视情况进行申请书的二审、三审，审阅人均为校内知名专家。2 月底申请人首次将申请书提交至系统，学校进行首次格式审查。从本人几次申请书撰写的经历来看，这样的进度安排基本上是比较合理的。当然，在有条件的情况下，越早动手越好！

二、专家眼中的申请书

本人认识的一位专家总结得很好。她说申请书的撰写主要就是回答以下几个问题：为什么做？做什么？怎么做？为什么是你来做？

为什么做？这个问题的回答就是立项依据部分需要重点阐述的内容了。以青年项目和面上项目为例，这部分篇幅无须太长，一般一页半左右的篇幅即可，但却是需要字斟句酌的。申请人需要简明扼要地交代清楚申请项目的背景、当前研究中存在的问题或瓶颈、本项目的研究目标及思路等重要信息。科学问题的提出是申请书撰写中很多人觉得最难的部分。本人的经验教训是，科学问题最好是来自申请人对其自身前期工作的认真思考。对团队及自身在前期的科研实践中遇到的问题进行总结和延伸，形成自己独特的理解和假设，就会使得科学问题的提出变成一个水到渠成、自然而然的过程。2012 年初，课题组在进行抑郁症的影像研究时发现患者的默认网络分解成两个空间独立的子网络，药物治疗虽能显著改善后部子网络的功能连接异常，但对前部子网络功能连接的改善不佳。虽然患者经过治疗后达到了缓解（remission）的标准，从影像数据来看，其脑活动的异常仍然存在，这意味着脑功能的异常在治疗后缓解的患者中持续存在。考虑到临床上抑郁症治疗后极高的复发率，课题组大胆假设这些持续存在的脑功能异常可能与抑郁症的复发相关。

做什么？怎么做？这两个问题是研究目标、研究内容、研究方案等部分需要重点阐述的内容。这部分需要给评审人的印象是，申请人对于自己所申请项目有明确的研究目标、清晰的技术路线、详细的研究方案。值得注意的是，如果申请人所使用的技术并非大众熟知的，还是应该给予详细的说明比较好。

为什么是你来做？如何能够说服评审人这个项目非你来做不可呢？基本上可以从以下几个方面着手：①工作基础扎实；②技术方法成熟；③实验条件完备等。这其中工作基础又是需要后面重点阐述的内容。良好的前期工作基础是国家自然科学基金获批的重要条件之一。前期大量的实验研究、标志性成果的取得、高水平文章的发表等均是申请人工作基础扎实的证明。除此以外，虽然"酒香不怕巷子深"，但申请书中还是应该用最简练的语言最大限度地突出前期研究的亮点。

附上本人一段前期工作基础介绍作为参考：

申请人发现抑郁症患者脑默认网络分解为前部、后部两个空间独立的子网络。患者这两个子网络的功能连接均显著高于正常人。然而，在使用抗抑郁药物治疗后，随着症状的改善，患者后部子网络的功能连接趋于正常，而前部子网络的功能连接异常却无法恢复。相关的研究成果发表在精神疾病研究方面权威杂志 *Biological Psychiatry*（Li et al., 2013. SCI 影响因子 11.982，2013 年度最杰出论文）上。哈佛大学 BWH 医院精神科主任 David Silbersweig 专门针对文章发表同期述评，称研究"对于理解抑郁症的功能架构及治疗做出了贡献"。研究成果被 *Nature Reviews Neuroscience*、*PNAS*、*Biological Psychiatry* 等杂志引用和评论，单篇引用次数达到 119 次。

三、那些年踩过的坑

1. 蹭研究热点

本人及所在的科研团队一直从事抑郁症、精神分裂症相关研究，在 2017 年的申请中，为了蹭热点，改为申请癫痫相关脑网络异常研究。不出所料，评审意见惨不忍睹：

科学问题欠明确，创新性显著不足。

假说不够明确。

几乎没有前期直接工作基础，难以相信申请人能完成本项目。

所以如果为了蹭研究热点，在申请项目时贸然改变科研方向，还是应该慎重慎重再慎重，不仅是因为薄弱的前期相关研究基础会让你遭遇滑铁卢，更是因为仅仅通过阅读文献根本不足以支撑你提出一个值得研究的科学问题。恰恰这些根本就逃不过评阅专家的火眼金睛。

2. 研究团队组织不合理

在 2013 年的申请中，虽然课题组加入了 3 名临床医生，但是其中两名为放射科医生，而负责患者募集和临床评估的精神科医师仅有 1 名，这个问题立即被评审专家指出。

不足之处：申请项目以 MDD 患者为研究对象，但研究团队人员中负责入组并筛选 MDD 患者的人员有所欠缺，建议由 1—2 名副高职以上的精神科专业医生对入组 MDD 患者进行明确诊断并保证随访过程的严谨性。

由于研究团队设计得不合理，也使得当年申请书中临床评价相关的内容，被评委诟病：

有几个问题需要注意：本研究入组对象为 18—60 岁，对于年龄大于 50 岁的被试，应注意是否共患躯体问题，如高血压等也会影像脑功能；研究方案申请写出临床痊愈标准，如治疗后量表减分率、社会功能恢复情况等。建议完善研究方案后给予资助。

吃一堑未能长一智。2017 年的申请中，因为限项等问题，已经很难找到国内的高级职称专家加入。本人不得不邀请了两位国外的高级职称专家加入，但是团队组织和项目分工的不合理立即被评审专家识破：

项目组中的前 2 名成员分别为外籍，分别在英国和美国学术机构就职，不可能每年为此项目工作 6 个月。

博士研究生毕业参加工作已逾八年，在数次国家自然科学基金的申请中跌跌撞撞一路走来，其中的辛苦自不必说，然而再回首时更多的是充实和欣慰，感谢每一个曾经努力的日子。未来的路还很长，一起加油。

"路漫漫其修远兮，吾将上下而求索。"

（李宝娟）

第四部分

木　僵

第六章 木僵患者"失连接假说"的多模态脑网络机制的磁共振研究

要点提示：

1. 木僵是相对极端的临床表现，现象特殊，临床意义明确，木僵的 MRI 研究相对较少，项目特色突出。

2. 针对这份申请书，评议意见主要提出脑结构与功能网络的融合研究阐述不足、信息提供不够全面、神经心理学评估和基础研究不深。

3. 具有临床价值的小众化课题也是独辟蹊径的模式，不失为一种值得申请的项目。

第一节 申请书

因申请书是通过国家自然科学基金网络信息系统（https://isisn.nsfc.gov.cn/egrantweb/）填报并自动生成文件，在此格式细节有所调整，但内容保持一致。

申请代码	H1801
接收部门	
收件日期	
接收编号	8160070257

国家自然科学基金

申 请 书

（2016版）

资助类别：青年科学基金项目

亚类说明：

附注说明：

项目名称：木僵患者"失连接假说"的多模态脑网络机制的磁共振研究

申 请 人：齐顺　　　　　　　　　电　话：******

依托单位：******

通讯地址：******

邮政编码：******　　　　　　　　单位电话：******

电子邮箱：qishunjob@163.com

申报日期：2016-02-18

国家自然科学基金委员会

基本信息

<table>
<tr><td rowspan="9">申请人信息</td><td>姓名</td><td>齐顺</td><td>性别</td><td colspan="2">男</td><td>出生年月</td><td>******</td><td>民族</td><td>汉族</td></tr>
<tr><td>学位</td><td>硕士</td><td>职称</td><td colspan="3">讲师</td><td colspan="2">每年工作时间/月</td><td>9</td></tr>
<tr><td>是否在站博士后</td><td colspan="3">否</td><td colspan="2">电子邮箱</td><td colspan="3">qishunjob@163.com</td></tr>
<tr><td>电话</td><td colspan="3">******</td><td colspan="2">国别或地区</td><td colspan="3">中国</td></tr>
<tr><td colspan="4">个人通讯地址</td><td colspan="5">******</td></tr>
<tr><td colspan="4">工作单位</td><td colspan="5">******</td></tr>
<tr><td colspan="4">主要研究领域</td><td colspan="5">磁共振功能影像与疾病分析</td></tr>
</table>

<table>
<tr><td rowspan="3">依托单位信息</td><td>名称</td><td colspan="3">******</td></tr>
<tr><td>联系人</td><td>******</td><td>电子邮箱</td><td>******</td></tr>
<tr><td>电话</td><td>******</td><td>网站地址</td><td>******</td></tr>
</table>

<table>
<tr><td rowspan="2">合作研究单位信息</td><td>单位名称</td></tr>
<tr><td></td></tr>
</table>

<table>
<tr><td rowspan="9">项目基本信息</td><td>项目名称</td><td colspan="3">木僵患者"失连接假说"的多模态脑网络机制的磁共振研究</td></tr>
<tr><td>英文名称</td><td colspan="3">The stupor "Disconnection Hypothesis" in study of multimodal brain network using magnetic resonance imaging</td></tr>
<tr><td>资助类别</td><td>青年科学基金项目</td><td>亚类说明</td><td></td></tr>
<tr><td>附注说明</td><td colspan="3"></td></tr>
<tr><td>申请代码</td><td>H1801.磁共振结构成像与疾病诊断</td><td colspan="2">H1802.fMRI与脑、脊髓功能异常检测</td></tr>
<tr><td>基地类别</td><td colspan="3"></td></tr>
<tr><td>研究期限</td><td colspan="3">2017-01-01—2019-12-31</td></tr>
<tr><td>申请直接费用</td><td colspan="3">35.036万元</td></tr>
</table>

<table>
<tr><td>中文关键词</td><td>木僵；磁共振成像；脑网络；失连接；网状激活系统</td></tr>
<tr><td>英文关键词</td><td>Stupor; MRI; Brain network; Disconnection; RAS</td></tr>
</table>

木僵（stupor）是行为活动完全被抑制，仅保留基本意识的极端意识障碍性疾病，其发病机制尚不清楚。意识的存在是以网状激活系统（RAS）为主的底层"开关系统"激活为前提。RAS向大脑皮质弥漫投射，调控躯体运动功能。我们前期研究发现，木僵患者的RAS投射靶区、默认网络及左侧辅助运动区功能性缺失，表明木僵状态是一种底层"开关系统"激活，但皮质投射网络通路损害的特殊病理状态。故提出"木僵状态存在网状激活系统为核心的'开关系统'的广泛脑网络失连接"假说。本项目利用随机动态因果模型，分析静息态有向脑网络的分布及信息流向；利用"小世界"模型，分析灰质结构网络；利用DTI成像，分析白质传导网络。希望深入研究木僵患者多模态脑网络拓扑差异，寻找其脑损害的网络机制。本研究不但为木僵的发病机制提供重要的影像学依据，更因该病本身排除高级中枢在研究中的干扰，将为人脑复杂认知的底层脑网络传导机制提供重要信息。

Stupor is an extreme consciousness disorder disease, which patients yet have basic consciousness and their behavioral activity are completely inhibited. It's pathogenesis is unclear. The existence of consciousness is based on the activation of bottom "switching system" which is mainly involved reticular activating system (RAS). RAS diffuse projection to the cerebral cortex and regulate somatic motor function. Our previous researches found stupor patients have incomplete functionality in the projected target area of reticular activating system, default network and the left supplementary motor area (SMA) which shows that stupor is aspecial pathological state that the bottom "switch system" is activated but cortical projection network access get damaged. So author suggest the following hypothesis that stupor is a general brain disconnection in "switch system", there ticular activating system is core part for "switch system". Our project take advantage of stochastic dynamic causal modeling analyze the distribution and the information flow of the brain networks in resting state. "Small world" network model is used to analyze the structural cortical thickness network. DTI imaging analysis is used to analyze myelin conductive network. Authors hope to identify the network mechanisms of brain damage by deeply research the multimodal brain network to pology difference of stupor patients. This study not only provides an important imaging evidence for stupor pathogenesis, but also provides important message to the underlying brain network transmission mechanism of complex cognition of the brain because stupor itself rule out the interference of senior center in the research.

项目组主要参与者（注：项目组主要参与者不包括项目申请人）

编号	姓名	出生年月	性别	职称	学位	单位名称	电话	电子邮箱	证件号码	每年工作时间/月
1	刘莹	*******	女	主治医师	博士	*******	*******	*******	*******	6
2	李宝娟	*******	女	讲师	博士	*******	*******	*******	*******	6
3	刘洋	*******	男	讲师	博士	*******	*******	*******	*******	6
4	崔龙彪	*******	男	博士研究生	硕士	*******	*******	*******	*******	9
5	席敏	*******	女	医师	硕士	*******	*******	*******	*******	8
6	穆允凤	*******	女	博士研究生	硕士	*******	*******	*******	*******	7
7	王虹	*******	女	技师	学士	*******	*******	*******	*******	8
8	田萍	*******	女	硕士研究生	硕士	*******	*******	*******	*******	8

总人数	高级	中级	初级	博士后	博士研究生	硕士研究生
9		4	2		2	1

国家自然科学基金项目资金预算表（定额补助）

项目申请号：8160070257　　　　项目负责人：齐顺　　　金额单位：万元

序号	科目名称	金额
	（1）	（2）
1	一、项目资金	35.036
2	（一）直接费用	30.03
3	1. 设备费	5.00
4	（1）设备购置费	5.00
5	（2）设备试制费	0.00
6	（3）设备改造与租赁费	0.00
7	2. 材料费	2.25
8	3. 测试化验加工费	11.70
9	4. 燃料动力费	0.00
10	5. 差旅费	2.40
11	6. 会议费	0.60
12	7. 国际合作与交流费	0.00
13	8. 出版 / 文献 / 信息传播 / 知识产权事务费	3.00
14	9. 劳务费	4.60
15	10. 专家咨询费	0.48
16	11. 其他支出	0.00
17	（二）间接费用	5.006
18	其中：绩效支出	1.2515
19	二、自筹资金	0.00

预算说明书（定额补助）

（请按《国家自然科学基金项目资金预算表编制说明》中的要求，对各项支出的主要用途和测算理由及合作研究外拨资金、单价 ≥ 10.00 万元的设备费等内容进行详细说明，可根据需要另加附页。）

本课题申请经费 35.036 万元，其中：设备费 5.00 万元、材料费 2.25 万元、测试化验加工费 11.70 万元、燃料动力费 0.00 万元、差旅费 2.40 万元、会议费 0.60 万元、国际合作与交流费 0.00 万元、出版 / 文献 / 信息传播 / 知识产权事务费 3.00 万元、劳务费 4.60 万元、专家咨询费 0.48 万元、其他支出 0.00 万元、间接费用 5.006 万元（绩效支出 1.2515 万元）。

1. 设备费　5.00 万元

为保障本课题研究工作的顺利实施，课题组需要添置小型仪器（单价不超过 5.00 万元）。该科目支出用于支付在本课题研究过程中需要对图形进行大量的数据运算分析，需要图形处理工作站，计划 1 台，每台约 1.50 万元，图像后处理软件（surfer cortex），3.50 万元，共计 5.00 万元。

2. 材料费　2.25 万元

（1）影像数据存储及相关耗材光盘、移动硬盘，云端处理器构架（1T）等约 0.75 万元。

（2）患者磁共振扫描时，所使用的一次性床单，耳塞，共计 0.50 万元。

（3）被试者招募及补助，招募广告及患者补助，100 元 / 人，100 人，共计 1.00 万元。

3. 测试化验加工费　11.70 万元

测试计算分析费：被试数据采集、心理测评分、大数据分析具体依据如下。

（1）被试费：正常组磁共振扫描一次（平扫，静息态功能成像，高分辨 3D 解剖像，高分辨 DTI 全脑功能像），本科室研究项目优惠约 800 元 / 人，约 50 人，共计 4.00 万元。

（2）患者组磁共振扫描：本科室研究项目优惠约 800/ 人，约 50 人，共计 4.00 万元。

（3）心理评测费：科室研究项目优惠约 150 元 / 人，约 100 人，总共计 1.50 万元。

（4）利用并行计算机进行快速图像并行处理及分析建模费：约 220 元 /（人·次），约 50 人，每人 2 次，共计 2.20 万元。

4. 燃料动力费　0.00 万元

5. 差旅费　2.40 万元

用于本课题研究团队的课题骨干参加学术会议产生的食宿、交通费用等，平均每年参加两次国内学术会议，两年共 4 次，每次约 2 人。其中交通费：1800 元 /（人·次）×4 次 ×2 人 = 1.44 万元；会议注册费：900 元 /（人·次）×4 次 ×2 人 = 0.72 万元；食宿费：300 元 /（人·次）×4 次 ×2 人 = 0.24 万元，共计 2.40 万元。

6. 会议费　0.60 万元

每年举办课题成员年会 1 次，两年共 2 次，每次会议日程平均为 2 天，参加人员约为 5 人次，课题负责食宿，住宿：250 元 /（人·次·天）×2 天 ×5 人 ×2 次 =0.50 万元，餐饮：50 元 /（人·次·天）×2 天 ×5 人 ×2 次 =0.10 万元，共计 0.60 万元。

7. 国际合作与交流费　0.00 万元

8. 出版 / 文献 / 信息传播 / 知识产权事务费　3.00 万元

按照每篇文章版面费、审稿费平均 0.50 万元计，2 年共计发表 SCI 文章 2 篇，总计 1.00 万元；在国内核心期刊发表文章按每篇文章版面费、审稿费平均 0.30 万元，2 年共计发表 3 篇，总计 0.90 万元；申请专利 1 项，费用 0.50 万元；其他文献检索、专利查新等费用 0.60 万元。以上各项合计 3.00 万元。

9. 劳务费　4.60 万元

主要为没有固定工资收入的研究生和聘用临时工作人员劳务费用，研究生补贴平均 1000 元 /（人·月）计算，每人工作 5 个月 / 年，本课题参与的研究生 3 人，2 年工作共 30（人·月），1000 元 /（人·月）×30（人·月）=3.00 万元；聘用临时人员 1 人，800 元 /（人·月）计算，每人工作 10 个月 / 年，1 人 2 年工作 20（人·月），总计 800 元 /（人·月）×20（人·月）=1.60 万元。以上两项合计 4.60 万元。

10. 专家咨询费　0.48 万元

用于聘请高职专家咨询项目进展、存在问题、解决方案及新理论、新技术应用进行指导等。除用于在课题研究过程中支付给会议邀请的咨询专家 1 人的费用外，咨询、指导 2 天，每天 900 元，合计 0.18 万元；专业技术人员 3 人，每人平均咨询指导 2 天，每天 500 元，合计 0.30 万元。两项总计 0.48 万元。

11. 其他支出　0.00 万元

12. 间接费用　5.006 万元

其中绩效支出 1.2515 万元。

报告正文

（一）立项依据与研究内容

1. 项目的立项依据（研究意义、国内外研究现状及发展动态分析，需结合科学研究发展趋势来论述科学意义；或结合国民经济和社会发展中迫切需要解决的关键科技问题来论述其应用前景。附主要参考文献目录）

1.1 研究意义

木僵（stupor）是表现形式统一的严重精神疾病，其表现为受到严重刺激后，出现高度的运动性抑制的僵直状态，但无意识障碍，各种反射保存，可持续数周至数月甚至死亡[1,2]。木僵症的具有两大特点：①保留基本意识状态；②行为活动被严重抑制。由于木僵的神经机制不清，其治疗很大程度上依赖医生经验判断。因此，揭示木僵症的神经机制尤其重要。意识活动均需建立在"开关系统"的激活状态下[3]，而网状激活系统是"开关系统"的重要组成部分[4]，网状激活系统通过向高位中枢（皮质）非特异性弥漫投射，调控躯体运动功能[5]。由于木僵患者基本意识保留，运动功能受到抑制，从而推测木僵患者的僵直状态很可能是底层"开关系统"的激活后，其相关皮质投射网络通路发生损害，但哪些结构，哪些网络发生障碍，以及如何发生障碍尚不清楚。另外，在认知及意识相关疾病的底层脑网络研究中，往往受到高级中枢网络混杂影响。该项目研究对象为只有基本意识存在的木僵患者，较好地排除了其他因素的干扰。因此，深入研究其脑损害网络机制，不但对木僵疾病本身的诊断及治疗有指导意义，也为认知及意识障碍类精神疾病的底层脑网络研究提供重要的影像依据。

既往研究认为，网状激活系统及非特异性弥漫投射系统功能发生障碍时，均可导致意识及行为障碍[6]。木僵患者只保留基本意识的临床表现，不符合网状结构完全失去功能的表现，因此推测其网状激活系统很可能存在部分功能异常。我们在预实验中也观察到脑功能失连接现象存在于木僵患者的脑皮质结构网络中，但具体脑网络机制尚不清楚。近期研究也发现，上行网状激活系统并不单纯地控制觉醒，还参与情绪反应、感觉阈限等高级认知的调节功能[7,8]。申请人前期对受过严重刺激创伤，但未发生木僵状态的创伤后应激障碍（post traumatic stress disorder, PTSD）患者研究发现，其存在认知及记忆消除相关脑回路的皮质厚度降低，而与恐惧记忆回路有病理性网络增强[9]。这提示木僵患者是否也存在特定代偿性回路增强？此外，我们前期利用静息态脑网络分析法，也发现木僵患者在网状激活系统的投射靶区：默认网络及左侧辅助运动区（supplimentary motor area, SMA）功能连接降低（图6-1）[10]，这些结果均提示木僵状态涉及广泛的脑网络改变。

申请人利用皮质厚度信息，并结合"小世界"网络分析法对15例木僵患者和15健康对照组进行对比研究。发现木僵患者与对照组存在皮质厚度的解剖差异，并且其组成的无向二值相关网络均具有"小世界"属性差异。A代表正常对照组和木僵患者进行组分析后皮质厚度差异区域，B 代表各个脑区的连接矩阵及网络拓扑图，C 代表两组之间在阈值为 16% 的时候的二值矩阵及其拓扑图。

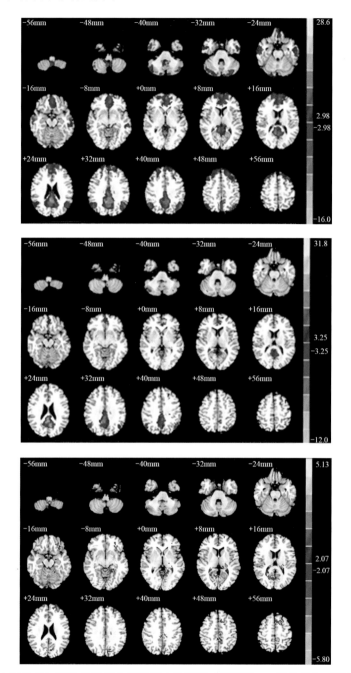

图 6-1　木僵患者与正常对照组之间静息态脑网络功能连接 FC 值的变化（预实验结果）

　　申请人使用独立成分分析方法对已收集 18 例中的 15 例木僵患者与正常对照组默认网络的功能连接进行分析。①显示正常对照组默认网络图（主要在双侧前扣带回，后扣带回，楔叶及角回，顶下小叶等区域明显激活）。②显示木僵组默认网络图（主要在双侧前额叶，前扣带回，后扣带回，楔叶及角回明显激活）。③木僵患者组与正常对照组 FC 差异全脑分布（主要在左侧丘脑，扣带回中部，左侧额下回有 FC 增强，在双侧额上回，左侧辅助运动区，右侧小脑有明显降低）。

借助神经影像技术，研究者逐渐认识到木僵症不是单个脑区的结构和功能异常所致，而是一些脑网络调节异常的结果。本研究团队一直致力于精神类疾病相关的脑功能网络和结构网络异常研究。在前期工作中，申请人编写了基于皮质厚度构建结构网络及其差异定位系统软件，获得国家软件知识产权，并利用该分析法发现急性应激创伤患者[7]，屈光参差性弱视[11]及老年痴呆患者[12]皮质结构损害，结果已经发表在国际和国内杂志上。我们在预实验也发现，木僵患者的全脑皮质厚度网络存在"小世界"网络特性的损害。基于上述文献回顾以及预实验结果，我们提出："以网状激活系统为核心的'开关系统'存在广泛脑网络失连接效应"的假说（图 6-2）。

使用"小世界"网络分析法对已收集 18 例中的 15 例木僵患者与正常对照组皮质厚度结构网络连接进行分析。显示在阈值为 16% 为最小结构点，且该点具有的小世界属性在表格中表示。通过对木僵患者及正常对照组网络中平均介数的比较发现，正常组大于木僵组的 Hub 点、木僵组增加的 Hub 点，以及两组共有 Hub 点。

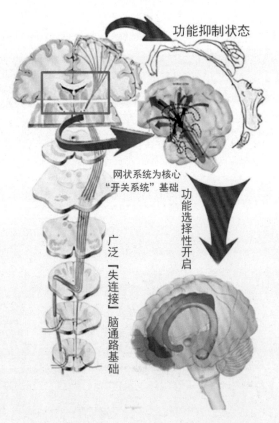

图 6-2　木僵状态脑"失连接"通路假说简图

木僵状态以网状激活系统为核心的"开关系统"的广泛脑网络失连接，蓝色箭头表示网状激活系统在意识结构中起到"开关作用"，红色箭头表示木僵患者基本意识保留，运动普遍受到抑制，其皮质投射系统中脑网络存在部分开启，部分关闭状态。图 6-2 为高级认知活动需建立在皮质、白质及其脑功能通路完整的应答回路。注：为简化模式图，突出重点，本示意图未包含脊髓其他通路的脑皮层投射及脊髓上位脑结构其他下行调节通路。

为了验证上述假说，需要回答下列科学问题：①木僵患者与正常对照组相比，是否存在皮质厚度结构网络、白质通路结构网络及静息态功能网络的异常拓扑结构？②这些持续存在的异常拓扑结构中是否存在异常的致病节点（Hub）？③异常脑连接中是否存在因果顺序及信息流向？

为阐明上述问题，本项目使用随机动态因果模型构建基于静息态功能磁共振（r-fMRI）的有向脑功能网络，使用"小世界"网络模型构建基于皮质厚度的灰质结构性网络和基于 DTI 的髓鞘传导网络。通过比较木僵患者 3 个脑网络网内拓扑差异及网间差异，阐明木僵患者致病脑网络神经影像机制。从而对疾病本身和人脑复杂认知最底层的"开关系统"网状结构的机制认识有重要的科学意义。

1.2　研究现状及发展趋势

解剖生理学研究表明清醒状态需要大脑两半球的认知功能和网状激活系统的觉醒机制都保持完好。网状激活系统功能发生障碍时，正常的觉醒状态就会发生阻碍[3]，木僵就是这种障碍的极端状态，故有学者认为上行网状激活系统的障碍是木僵状态的解剖生理基础[13]。但目前为止，并无脑网络分析在木僵疾病的相关文献报道。国内外关于脑网络分析的研究主要分为脑功能网络分析和脑结构网络分析两类。脑功能网络分析大多使用基于血氧水平依赖的功能磁共振成像技术，重点研究木僵脑区的活动在功能上的耦合关系。脑结构网络分析则主要利用弥散张量成像技术，通过纤维追踪来得到木僵患者脑区在结构、解剖上的连接关系。本项目拟分别使用 BOLD-fMRI、DTI 以及高分辨结构像成像数据从血氧浓度、脑白质纤维连接、脑灰质结构基础等 3 个方面全面探索木僵的神经机制。下面我们将分别从这 3 个方面介绍目前国内外的研究现状。

1.2.1　基于静息态成像的有向及无向脑功能有效连接

BOLD-fMRI 由于无损伤、敏感性高的优势，目前被广泛用于检测非器质性精神类疾病的脑功能连接网络异常。r-fMRI 是指，考察在没有特定输入或者输出的情况下神经元的自发活动。由于这种方法不需要患者在扫描过程中进行认知任务，从而使木僵患者的脑功能网络检查成为可能。国内外利用静息态功能磁共振对多种精神类疾病进行网络分析，但未见对木僵疾病的相关报道。S. Narayana 等在 2012 年使用 PET 研究也证实，木僵患者较正常对照组 SMA 区域的脑血流量较其他皮层低[14]。前期我们最新研究，对已收集 15 例木僵患者与正常对照组静息态网络分析发现左侧 SMA 的 FC 信号减弱。SMA 位于布洛德曼（Brodmann）6 区的内侧部，纤维投射关系及功能比较复杂，具有躯体性和内脏性运动功能[10]。这种通过计算异常功能区内部的各个像素之间的相关程度并进一步得到平均相关系数，反映低频振荡同步化程度的定量分析方法，其具有很高的特异性[13]。

目前多数脑功能网络异常分析方法，只强调脑区间的活动是否存在相关性，得到的脑网络为无向网络，无法推断脑网络中信息的流向，而信息的流向在脑网络分析中有非常重要的意义。本项目将在前期工作基础上，建立基于 BOLD-fMRI 的动态因果模型，研究脑网络中信息流向。脑有效连接是指一个脑区的活动对另一个脑区的活动所施加的影响，强调脑区间活动在时间上的因果关系，强调信息的流向。DCM 方法由于考虑了血流动力学响应过程，目前已经成为有效连接分析领域中应用最为广泛的模型之一[15]。但是传统的

DCM 方法由于将脑看成一个确定性动力学系统而无法用于分析静息态 BOLD-fMRI 数据。研究能够用于静息态有效连接分析的 DCM 模型是当前木僵的脑功能网络异常研究中需要解决的首要问题。课题组在前期对重度抑郁[16]与 PTSD[7]的研究中提出了基于 fMRI 的 rDCM 方法，并结合独立成分分析建立了对静息态 fMRI 数据进行动态因果建模分析的框架。相关的研究成果已经发表在 *Neuroimage* 和 *Neuroimage Clinic* 等国际杂志上。本课题拟在前期方法学研究的基础上，利用 rDCM 来研究木僵患者静息态脑有效连接异常，探索与木僵状态相关的隐性神经因素。

1.2.2 基于皮质厚度的"小世界"脑灰质结构连接

脑功能网络描述的是不同脑区的功能活动在时间上的相关性，而脑区间的结构连接、神经纤维连接则为功能连接提供了解剖学基础。脑结构连接的研究主要有两种方式：基于磁共振结构像的脑皮质结构连接分析和基于 DTI 的脑白质传导结构连接分析。

申请人在前期预实验中发现木僵患者的脑皮质厚度网络具有"小世界"特性差异（图 6-2）。这种基于高分辨结构磁共振成像构建脑结构网络的方法，从 2007 年，He Yong 等人[17]成功地构建了第一个人脑结构网络，已经被用于证实多种精神类疾病存在的脑结构改变，但在木僵患者脑研究中，国内外并无报道。木僵患者网状激活系统向皮质弥漫投射后，调控运动功能的脑灰质网络机制尚不清楚，利用该方法能够分析木僵产生的脑灰质结构基础。本项目将在前期工作的基础上，使用 SBM（surfer based morphometry）法构建木僵患者的脑结构网络，分析其发病的脑网络结构机制。申请人利用非参数检验法，引入同节点数目 10000 次随机网络作为介质，进行全脑网络比较，发现节点最小阈值在 16% 存在网络 Hub 差异。但其脑白质，脑功能网络是否存在相关差异及它们之间的关系还有待于进一步研究。

1.2.3 基于 DTI 成像的全脑白质结构连接

基于 DTI 的脑结构连接分析是近年来国内外学者使用得最多的脑白质结构连接分析方法。网状结构在种系发生上是比较古老的系统，有广泛的白质通路连接，支配包括脊髓网状纤维传导的躯体和内脏感觉，上丘传导的躯体感觉（三叉）、味觉（孤束核）、平衡觉（前庭核）、听觉（听觉传导通路侧支）和视觉（上丘）至大脑皮质广泛区域的上行投射[6]。木僵患者发生木僵状态时，选择性地完全抑制运动及部分内脏活动，而听觉，视觉并未受影响，其神经通路基础尚不清楚，使用 DTI 数据，建立白质纤维束的结构连接，研究木僵患者的脑结构网络异常，分析其引起选择性抑制的白质结构基础，对木僵的治疗和预防复发具有重要的意义。在前期工作中，我们通过 DTI 纤维追踪技术构造了首发重度精神病[18]的全脑结构网络及对 MDD 患者使用模式识别方法对结构连接网络进行分类，分类准确率达到 91.7%[19]。本项目将在我们前期工作的基础上，使用 DTI 数据构建木僵患者的脑结构网络，并将脑结构网络与脑功能网络分析结果相结合来阐明木僵的发病机制。

1.3 尚待解决的科学问题

目前对意识活动障碍疾病的研究往往受到其他高级认知活动的影响。本项目首次设计对木僵症这种仅存在基本意识状态，而其他行为活动均处于完全抑制的极端意识障碍状态疾病的 3 种脑网络综合研究。其尚待解决的科学问题见图 6-3。①皮质厚度，白质髓鞘及静息态脑功能木僵患者与正常对照组间差异如何？②结构网络及脑功能网络"小世界"特性的全局效应和局部效应有何差异？是否存在致病靶向节点（Hub）？③功能网络中因果顺序及信息流向如何改变？木僵患者是否存在错误脑功能信息流向区域？④功能网络改变是否与其结构网络改变一致？其相互影响的关系如何？

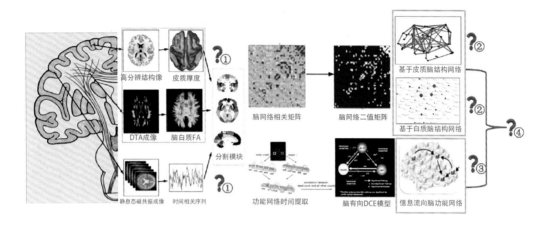

图 6-3　木僵患者脑结构与功能网络分析图

针对这些问题，本课题将着重从以下 4 个方面展开讨论。①采用 SBM（surfer based morphometry）法，应用 FreeSurfer 软件包分割脑皮质厚度，通过考察大脑皮层各个脑区皮层厚度之间的相关性，构建脑结构网络，分析其"小世界"特性。②利用 DTI 纤维追踪技术构建全脑结构连接网络。比较木僵患者脑白质结构连接网络与正常被试的差异；分析不同脑部结构变化与功能改变的相关性。③独立成分分析方法提取各个被试的静息状态脑网络，使用随机 DCM 模型研究各个网络间的有效连接。④脑结构网络分为皮质厚度网络及白质纤维网络，是脑功能网络基础，利用非参数检验法比较两组网络间差异区与临床指标的相关性，进行脑功能网络与结构网络一致性研究。

参考文献

[1] 沈渔邨 . 精神病学 [M]. 北京：人民卫生出版社 , 2005: 172-173.

[2] MONTI J M. Involvement of histamine in the control of the waking state[J]. Life Sci, 1993, 53(17): 1331-1338.

[3] SUÁREZ F R. The "thalamus-cerebral cortex" anatomofunctinal unit in the waking state[J]. An R AcadNac Med (Madr), 2011, 128(2): 285-300.

[4] MCCLURE T D, CLARK G. An ascending fiber projection from the pontine reticular formation to the hypothalamus in the cat[J]. Exp Neurol, 1972, 37(3): 510-514.

[5] CORTELLI P, AVALLONE R, BARALDI M, et al. Endozepines in recurrent stupor[J]. Sleep Med Rev, 2005, 9(6): 477-487.

[6] CORNER M A, BOUR H L. Postnatal development of spontaneous neuronal discharges in the pontine reticular formation of free-moving rats during sleep and wakefulness[J]. Exp Brain Res, 1984, 54(1): 66-72.

[7]　YEO S S, CHANG P H, JANG S H. The ascending reticular activating system from pontine reticular formation to the thalamus in the human brain[J]. Front Hum Neurosci, 2013, 7: 416.

[8]　KAYAMA Y, ITO S, KOYAMA Y, et al. Tonic and phasic components of the ascending reticular activating system[J]. Fukushima J Med Sci, 1991, 37(2): 59−74.

[9]　QI S, MU Y, LIU K, et al. Cortical inhibition deficits in recent onset PTSD after a single prolonged trauma exposure[J]. Neuroimage Clin, 2013, 3: 226−233.

[10]　刘康, 齐顺, 折霞, 等. 紧张性木僵患者静息状态下大脑默认网络的变化 [J]. 实用放射学杂志, 2014, 30(1): 1−4.

[11]　QI S, MU Y F, CUI L B, et al. Association of optic radiation integrity with cortical thickness in children with anisometropic amblyopia[J]. Neurosci Bull, 2016, 32(1): 51−60.

[12]　齐顺, 印弘, 穆允凤, 等. 轻度认知障碍和阿尔茨海默病在海马及海马旁回厚度变化中的研究 [J]. 实用放射学杂志, 2011,27(12): 1787−1790.

[13]　HE Y, WANG L, ZANG Y, et al. Regional coherence changes in the early stages of Alzheimer's disease: A combined structural and resting-state functional MRI study[J]. Neuroimage, 2007, 35(2): 488−500.

[14]　NARAYANA S, LAIRD A R, TANDON N, et al. Electrophysiological and functional connectivity of the human supplementary motor area[J]. Neuroimage, 2012, 62(1): 250−265.

[15]　LI B, DAUNIZEAU J, STEPHAN K E, et al. Generalised filtering and stochastic DCM for fMRI[J]. Neuroimage, 2011, 58(2): 442−457.

[16]　FRISTON K J, LI B, DAUNIZEAU J, et al. Network discovery with DCM[J]. Neuroimage, 2011, 56(3): 1202−1221.

[17]　HE Y, CHEN Z J, EVANS A C. Small-world anatomical networks in the human brain revealed by cortical thickness from MRI[J]. Cereb Cortex, 2007, 17(10): 2407−2419.

[18]　FRISTON K, STEPHAN K, LI B, et al. Generalised Filtering[J]. Mathematical Problems in Engineering, Hindawi, 2010, 2010: 1−35.

[19]　FANG P, ZENG L L, SHEN H, et al. Increased cortical-limbic anatomical network connectivity in major depression revealed by diffusion tensor imaging[J]. PLoS One, 2012, 7(9): e45972.

2. 项目的研究内容、研究目标，以及拟解决的关键科学问题

2.1　研究目标

本项目旨在使用磁共振影像手段，通过脑功能网络分析和脑结构网络分析来研究木僵患者的脑功能和结构网络异常，揭示引起木僵状态的神经机制。利用 BOLD-fMRI 有效网络连接变化阐明木僵患者的脑血氧浓度异常及信息流向的异常；通过脑结构及 DTI 明确脑功能异常的灰质结构基础及白质通路基础。

2.2 研究内容

为了深入揭示引起木僵状态的神经机制，实现上述研究目标，我们将进行以下几个方面的研究。

2.2.1 BOLD-fMRI 在木僵患者脑功能网络通路研究

使用相关分析方法构造正常被试及木僵患者的全脑功能连接网络；使用独立成分分析方法提取各个被试的静息态脑网络，之后使用 rDCM 模型研究各个网络间的有效连接；在独立成分分析的基础上，提取脑默认网络各个脑区的时间序列，利用 rDCM 方法分析脑默认网络的有效连接。在脑功能网络分析基础上，比较木僵患者与正常被试全脑功能连接、静息态脑网络间有效连接以及默认网络有效连接的差异。

2.2.2 高分辨结构像在木僵患者脑结构网络通路研究

磁共振高分辨解剖像（MPRAGE），采用 SBM（surfer based morphometry）法，应用 FreeSurfer 软件包分割脑白质和灰质，将皮质膨胀展平以除外脑沟脑回的影响，然后分区研究活体脑皮质厚度，通过考察大脑皮层各个脑区皮层厚度之间的相关性，构建脑结构网络，分析其"小世界"特性，比较正常被试与木僵患者之间的脑皮质结构网络差异。

2.2.3 DTI 在木僵患者脑白质髓鞘通路研究

利用 DTI 纤维追踪技术构建全脑结构连接网络。比较木僵患者脑白质结构连接网络与正常被试的差异；分析不同脑部结构变化与功能改变的相关性。

2.2.4 木僵患者脑功能有向性与结构解剖基础网络一致性研究

脑结构网络分为皮质厚度网络及白质纤维网络，它们是脑功能网络基础，分别比较木僵患者与正常被试脑功能网络与相关的结构基础之间差异，在此基础上进行非参数检验法比较两组脑网络间差异区与临床指标的相关性。

2.3 拟解决的关键问题

2.3.1 静息态脑网络的动态因果建模分析

本项目中需要对静息态下采集的 BOLD-fMRI 图像进行有效连接分析。然而传统的 DCM 模型由于假设神经活动的变化仅由确定的外界输入引起，无法适用于静息态脑有效连接分析中。为了解决这一问题，必须对传统的 DCM 模型进行相应的改进。申请人已经做了一些前期工作，初步建立了对静息态 BOLD-fMRI 数据进行动态因果建模与分析的框架，然而该框架中对随机生理噪声的建模还不够精确。本项目拟在前期工作的基础上，结合静息态自发神经活动的特点，建立更加精确的随机生理噪声模型。

2.3.2 脑功能网络与脑结构网络的融合

脑结构网络异常的研究能够揭示功能网络异常的物质基础，将脑功能网络与脑结构网络分析的结果有效结合是本项目的难点。本项目拟使用脑功能网络分析的结果作为结构网络分析的兴趣区，通过 DTI 纤维追踪技术明确不同脑区的活动之间是通过哪些神经纤维相互影响的。另外，检测到脑结构网络异常之后，通过功能网络分析技术，推断出异常纤维连接的方向信息。

3. 拟采取的研究方案及可行性分析（包括有关方法、技术路线、实验手段、关键技术等说明）

3.1 研究方案

3.1.1 被试筛选

3.1.1.1 木僵患者组：选取西京医院住院或门诊木僵患者 40 例（现已收集 18 例），要求患者年龄介于 18—60 岁，病例的采集由西京医院心身科主治医师及以上完成，诊断标准采用美国《精神障碍诊断与统计手册（第四版）》（The Diagnostic and Statistical Manual of Mental Disorders-4, DSM-4），同时用 Bush-francis 量表对患者的症状进行测量评分。排除标准包括：有严重躯体疾病而无法完成实验数据采集；器质性脑疾病及严重躯体疾病；颅脑畸形；史有脑外伤史者；有长期物质滥用史者。

3.1.1.2 正常对照组：从第四军医大学及西京医院的工作人员中招募年龄、性别、受教育程度等匹配的健康对照 40 例。排除标准为：有严重躯体疾病而无法完成实验数据采集；有精神疾病史者；有脑外伤史者；有长期物质滥用史者。

3.1.2 实验流程

对入组的木僵患者组和正常对照组进行磁共振数据采集并测量其临床指标，并用 Bush-francis 量表对患者的症状进行测量评分。

3.1.3 数据采集

数据采集使用西京医院 3.0Tesla 磁共振扫描仪（Siemens Medical Systems, Magnetom Trio, Germany）完成，对每名被试采集静息态 BOLD-fMRI 数据、高分辨率 3D 图像和 DTI 数据。

3.1.3.1 静息态 BOLD-fMRI 数据：BOLD-fMRI 数据使用 Gradient-echo EPI 序列采集，轴位扫描，重复时间 TR = 2000ms，回波时间 TE = 30ms，层厚 = 4.0mm，层间距 = 0mm，视场 = 24cm，翻转角 = 90°，矩阵大小 = 64×64，层数 = 36。静息态 fMRI 数据扫描持续时间 6min，每个被试采集到 180 幅图像。

3.1.3.2 DTI 数据：采用 single-shot EPI 序列采集。重复时间 TR = 6590，回波时间 TE = 70ms，层厚 = 2.5mm，视场 = 24cm，翻转角 = 90°，矩阵大小 = 128×128，层数 = 60，b 值 = 70s/mm^2，磁场梯度方向 32 个，NEX = 2。

3.1.3.3 高分辨 3D 结构像：采用 3-D MPRAGE T_1 加权序列，重复时间 TR = 8.5ms，回波时间 TE = 3.743ms，层厚 = 1.0mm，视场 = 24cm，翻转角 = 7°，矩阵大小 = 256×256，层数 = 180。

3.1.4 磁共振数据处理

3.1.4.1 静息态 BOLD-fMRI 数据处理

3.1.4.1.1 数据预处理：使用 SPM（SPM8, Welcome Department of Cognitive Neurology, Institute of Neurology, London, UK, http://www.fil.ion.ucl.ac.uk/spm）软件包对数据进行预处理。首先移除每个序列的前 5 幅图像以消除机器匀场的影响。接下来使用空间校正来对正不同时间点采集到的图像，头动大于 2.5mm 的被试其数据不再进入下一步的分析。此后使用空间标准化将每个被试的大脑标准化到 Montreal Neurological Institute（MNI）空间。之后利用半高宽为 8mm 的高斯滤波器对图像进行平滑。最后去除图像序列的线性漂移，并使用频率为 0.01—0.08Hz 的带通滤波器对图像进行滤波。

3.1.4.1.2 全脑功能连接分析：在数据预处理的基础上，使用标准的 Anatomical Automatic Labeling（AAL）模板将全脑划分为 90 个脑区，提取出各个脑区的时间序列，最后计算任意两个脑区的时间序列之间的相关性，构建全脑功能连接网络。

3.1.4.1.3 静息态脑网络间的有效连接分析：使用独立成分分析方法将预处理后的数据分解为一系列空间独立成分，从中提取出运动网络、视觉网络、听觉网络、感觉运动网络、注意网络、记忆网络、默认网络、执行控制网络等静息态脑网络所对应的时间序列，并将其作为 rDCM 模型各感兴趣区的时间序列。建立全连接 DCM 模型，并用基于网络发现的 DCM 模型选择算法选择最优模型，最后使用广义滤波算法估计得到各静息态脑网络间的有效连接。

3.1.4.1.4 静息态下脑默认网络的有效连接分析：利用上述独立成分分析中得到的默认网络空间分布信息。使用预处理后的数据提取各个感兴趣区的时间序列，并建立全连接 DCM 模型。之后使用基于网络发现的 DCM 模型选择算法选择最优模型，并估计最优模型的有效连接参数。

3.1.4.2 DTI 数据处理

3.1.4.2.1 预处理：DTI 数据预处理使用 FSL（http://www.fmrib.ox.ac.uk/fsl）软件完成。首先利用大脑提取工具 BET 去除头皮、头骨、脑脊液等非脑组织。接下来使用 Mcflirt 工具包对 DTI 数据进行头动校正，最后使用 eddy_correct 工具包对 DTI 数据进行电涡流校正。

3.1.4.2.2 脑区分割：使用 AAL 标准模板将全脑分为 90 个脑区。

3.1.4.2.3 脑白质纤维追踪：使用预处理后的 DTI 图像计算各个弥散张量系数，建立每个体素的弥散张量系数分布，然后利用概率追踪算法对脑区间的脑白质纤维进行追踪。

3.1.4.2.4 脑结构网络异常研究：结合脑区分割结果与白质纤维追踪结果，计算脑区间的纤维连接强度构建全脑结构网络。

3.1.4.3 皮质结构数据处理

3.1.4.3.1 预处理：皮质厚度数据预处理使用 FreeSurfer（http://surfer.nmr.mgh.harvard.edu）软件完成。该方法能够准确地标记皮层厚度，将患者图像转化到标准空间，进行组织分层，准确地标记脑白质及脑灰质范围。课题组已熟练掌握相关技术。

3.1.4.3.2 脑区分割：使用 AAL 标准模板将全脑分为 90 个脑区。

3.1.4.3.3 基于"小世界"图论的脑结构网络异常研究：结合脑区分割结果与皮质厚度测量结果，构建结构网络：①利用 AAL 模板定义网络节点。②基于皮质厚度之间的皮尔森相关统计关系，建立网络连接（边）。③构建节点之间的相关矩阵。④相关矩阵进行二值化，获得不同阈值下的二值矩阵，即大脑结构网络。

3.1.5 统计分析

比较木僵患者发病状态与正常对照组脑功能和结构网络各个网络内"小世界"属性的差异，研究木僵患者相关的脑功能及结构异常；并与临床指标做相关分析，研究木僵患者的哪些功能或结构改变与木僵状态高度相关。比较木僵组与正常对照组结构网络与功能网络网间差异；分析木僵患者与正常对照组脑功能有向连接差异，明确与木僵患者木僵状态相关的脑功能异常信息流向。从而较系统地阐明木僵脑功能和结构的变化规律。

3.2 技术路线（图6-4）

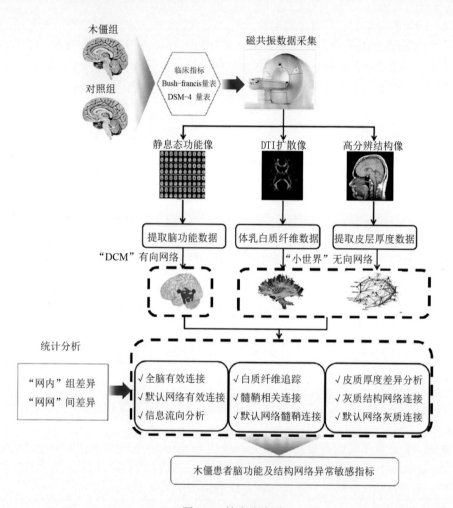

图6-4 技术路线图

3.3 可行性分析

3.3.1 数据采集

西京医院心身科是西北地区最早的精神病学专业科室，为本研究的顺利实施提供了充足的被试资源。课题组成员席敏医师长期从事精神疾病相关的研究，具有丰富的临床诊断经验。同时，西京医院拥有国际先进的磁共振成像扫描系统，为数据采集提供了硬件支持。课题组成员张斌为西京医院放射科磁共振室主管技师，具有丰富的脑影像数据采集经验。以上为本课题的数据采集提供了坚实的硬件支持和人员支持。

3.3.2　数据分析

申请人近年来一直在西京医院放射科从事磁共振图像处理与分析相关的理论研究和应用研究，硕士、博士期间师从印弘教授，参与其多项基金及项目的研究，熟悉 BOLD-fMRI 数据、皮质厚度处理以及 DTI 数据分析方法。曾在国家重点实验室北京师范大学认知心理实验室及中科院自动化研究所，学习功能磁共振实验设计及图像后处理，并与相关研究人员保持联系。在图像处理方面，申请人并自行编写脑皮质厚度处理软件，获得国家软件知识产权证书，并利用该方法在国际杂志上发表文章。课题组成员李宝娟博士为第四军医大学生物医学工程学院讲师，对基于 fMRI 的 rDCM、基于网络发现的 DCM 模型选择算法以及用于参数估计的广义滤波算法有着深入研究。为本项目实验数据处理提供强大的技术保障。

3.3.3　前期预实验

本课题是申请人前期工作的继续和深入，申请人以及主要参加者在前期已经收集 18 例木僵患者的 3D 高分辨解剖、r-fMRI、DTI 磁共振图像，以及 32 例正常对照组相关资料，为该项目病例收集奠定基础。在木僵患者相关的研究以及脑连接分析方面，申请人及课题组已经做了部分前期工作，相关成果已发表在国内外期刊。为了顺利完成本项目中对静息状态数据进行动态因果建模与分析的研究工作，课题组提出了基于 BOLD-fMRI 的 rDCM 模型，建立了静息态有效连接分析的框架。基于 BOLD-fMRI 的有向功能网络分析和皮质厚度"小世界"结构网络是本项目的一个难点。在前期的工作中，课题组已经成功地使用 fMRI 数据研究了重度抑郁症患者的脑功能连接异常，相关成果已经发表在 Neuroimage 国际权威杂志上，初步证明了使用 fMRI 数据进行功能网络分析的可行性。本研究将在该成果的基础上，改进传统的动态因果模型，建立使用 BOLD-fMRI 数据进行有效连接分析的模型。申请人已经成功地使用 FreeSurfer 研究方法，发现创伤后应激障碍患者脑结构变化，相关成果已经发表在 Neuroimage Clin 国际杂志上，初步证明了使用高分辨皮质厚度数据进行结构网络分析的可行性。在此基础上，申请人自行编写脑皮质厚度脑网络分析处理软件，为该项目的结构网络分析提供了技术保障。综上所述，本项目的研究在理论上是可行的，拟采用的研究方法、技术路线、实验方案和研究手段是科学合理的，具有较好的前期实验与理论研究工作基础，可确保完成本项目所列的研究内容，并达到项目预期的研究目标。

4. 本项目的特色与创新之处

4.1　项目的特色

目前有关木僵患者的脑功能及结构网络改变成像研究还未见报道。本项目综合使用 BOLD-fMRI、DTI 及高分辨结构像等成像手段，从脑血氧浓度、白质纤维连接及皮质厚度等各个角度研究木僵患者相关的脑功能和结构网络异常，从而阐明木僵状态的神经机制。

4.2　创新之处

4.2.1　思想创新

目前对意识活动障碍疾病的研究往往受到其他高级认知活动的影响。本项目首次设计对木僵这种是一种仅存在基本意识状态，而其他行为活动均处于完全抑制的极端意识障碍状态疾病的多种脑网络综合研究，从而对疾病本身和人脑复杂认知最底层的"开关系统"网状结构的机制有极强的科学意义。

4.2.2　技术创新

目前大部分使用脑功能连接分析方法，只强调脑区间的活动是否存在相关性，得到的脑网络为无向网络，无法推断脑网络中信息的流向，而信息的流向在脑网络分析中有非常重要的意义。本项目将在前期工作基础上，将基于 BOLD-fMRI 的成像原理，建立基于 BOLD-fMRI 的动态因果模型，研究脑网络中信息流向。

4.2.3　结果创新

本项目首次研究了木僵患者木僵状态的神经机制，研究结果对于木僵状态相关的多种精神类疾病的科研和临床都有重要的意义，并有望对木僵患者木僵状态的治疗及防复发提供重要的依据。

5. 年度研究计划及预期研究结果（包括拟组织的重要学术交流活动、国际合作与交流计划等）

5.1　年度研究计划

5.1.1　2016-01-01—2016-12-31

继续积累木僵患者病例，完成正常对照组磁共振扫描，同步进行心理测试，数据采集，建立数据库。图像处理，优化分析方法，建立完善工作流程。

5.1.2　2017-01-01—2017-12-31

继续积累木僵患者病例，处理图像，积累数据，初步统计结果及撰写论文。

5.1.3　2018-01-01—2018-12-31

总结数据，通过分析前瞻研究，以及队列研究的结果，总结汇报，发表撰写论文。

5.2　预期研究成果

5.2.1　理论成果

建立基于 BOLD-fMRI 数据的动态因果建模分析框架。揭示木僵相关的脑功能和结构异常，探索木僵患者木僵状态相关的神经机制。

5.2.2　论文发表

在 SCI 收录期刊发表 2—3 篇论文，在国内高水平期刊上发表 2—3 篇论文，参加国际磁共振大会 ISMRM 上交流，国家专利 1 项。

（二）研究基础与工作条件

1. 工作基础（与本项目相关的研究工作积累和已取得的研究工作成绩）

本项目是对申请人及课题组前期工作的继续和深入。本项目申请人多年来一直从事精神类疾病相关的脑功能连接和脑结构连接分析方面的研究工作。在基于磁共振成像的脑连接分析方法方面做了大量深入的工作，同时对木僵的神经机制有较深刻的理解与认识。在前期的研究工作中，申请人完全掌握了研究的主要技术，SPM、FreeSurfer、Rest 已应用在对 PTSD、老年痴呆、屈光参差性弱视疾病的脑结构与网络的研究，相关成果发表在 *Neuroimage Clin* 国际杂志及国内核心期刊上。在涉及本研究的几个主要脑结构及连接分析方法学方面上，申请人熟识磁共振相关技术及处理方法，并自行编写厚度处理软件，获得国家专利，并将相关成果在国际 ISMRM 大会、RSNA、ECR 大会及全国年会上进行交流。在前期对木僵患者的脑功能及结构异常研究方面，申请人及合作者分析了木僵患者的全脑功能连接、默认网络功能连接以及全脑结构连接异常，得到了很多非常有意义的结果。这些前期研究工作为本项目的顺利实施奠定了坚实的理论基础与应用基础。在与本项目相关的前期研究中已开展的工作和取得的研究成果如下。

1.1 研究结果

本项目已经完成部分预实验，研究结果如下。

1.1.1 木僵患者默认网络静息态功能连接异常研究

申请人使用独立成分分析方法研究了木僵患者默认网络的功能连接异常以及药物治疗对该网络功能连接的影响。并对已收集 18 例中的 15 例木僵患者与正常对照组静息态网络分析发现左侧 SMA FC 减弱（图 6-5）。SMA 位于布洛德曼 6 区的内侧部，纤维投射关系及功能比较复杂，具有躯体性和内脏性运动功能。初步研究发现：左侧扣带回中部 FC 增高与木僵患者运动抑制和精神活动异常等症状紧密相关且左侧 SMA 功能连接减低可能是木僵主要的神经病理机制之一。本项目将在该研究的基础上，分析治疗后木僵患者该子网络的功能连接异常与其木僵状态之间的关系，探讨木僵状态的发病机制。

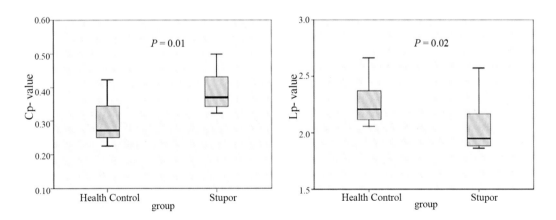

图 6-5 代表在"小世界"组分析中，木僵组（stupor）与正常对照组之间脑网络全局效率和局部效率的 Cp 与 Lp 网络模块化组织值具有统计学差异

1.1.2 基于高分辨结构像的脑皮质厚度连接分析研究方法

申请人使用 SBM（surfer based morphometry）方法分析了创伤后应激障碍患者皮质厚

度及其脑结构连接，发现与正常被试、受创伤没有发生 PTSD 的患者相比，PTSD 患者多个脑区有差异（图 6-6），且在存在连接异常（图 6-7），该结果申请人已发表在 2013 年的国际杂志 *Neuroimage Clin* 上。本项目将使用该框架来分析木僵患者的皮质厚度及其网络结构数据。

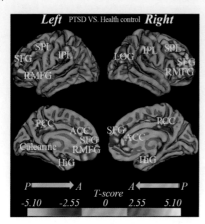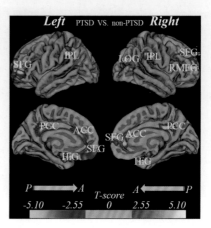

图 6-6　左侧显示 PTSD 与正常对照组有差异区域，右侧显示 PTSD 与受创伤后没有发生 PTSD 受试者的皮质差异区域

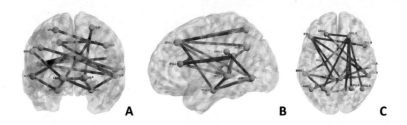

图 6-7　显示 PTSD 患者连接网络升高的用红色表示，降低的用蓝色表示

1.1.3　基于 DTI 的脑皮质厚度连接分析研究方法

申请人使用 FSL 软件对幻听精神分裂症患者的 DTI 图像进行分析，得到幻听组与正常对照组比较在右前额叶区有 DTI 结构改变（图 6-8），该结果已经投往国际杂志 *Brain Function and Structure*，申请人使用 DTI 软件对屈光参差性弱视患者白质 DTT 研究，发现弱视患者 DTI 参数减少（图 6-9）。本项目将使用该方法对木僵患者进行 DTI 骨架及网络结构分析。

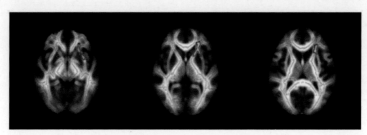

图 6-8　运用 FSL 分析 DTI 图像，得到精神分裂症组正常对照组在白质传导性上有统计学差异

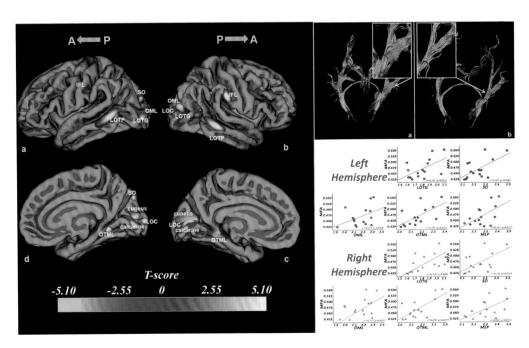

图 6-9 屈光参差性弱视患者皮质差异及 DTI 分析差异区

1.2 与本项目脑连接分析理论模型相关方法学研究

1.2.1 基于 BOLD-fMRI 的 rDCM 方法研究

基于 BOLD-fMRI 的 rDCM 方法能够克服传统确定性 DCM 方法建模不完整、参数估计精度不高、无法用于分析静息状态 BOLD-fMRI 数据的缺陷。仿真分析结果显示，rDCM 得到的连接参数估计值更加接近真实值（图 6-10）。目前项目组的该研究成果已发表在国际磁共振成像数据分析方法学方面权威杂志 *Neuroimage*（SCI 影响因子 5.937）上。本项目将采用该模型来完成基于 BOLD-fMRI 数据的有效连接分析。

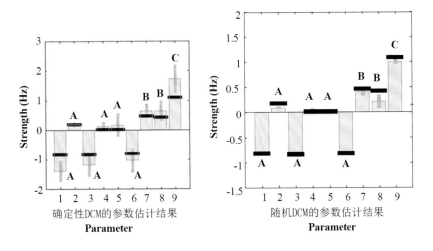

图 6-10 确定性 DCM 和随机 DCM 参数估计结果对比

1.2.2 基于网络发现的 DCM 模型选择方法学研究

本项目合作者李宝娟博士深度研究了基于网络发现的 DCM 模型选择算法。该方法只需估计一个全连接模型的参数即可推断出所有备选模型生成数据的概率。因为无须估计所有备选模型的参数，该方法大大降低了计算复杂度。同时，该方法无须研究者事先定义备选模型，因而实现了 DCM 由模型驱动方法向数据驱动方法的跨越。目前该研究成果已发表在国际磁共振成像数据分析方法学方面权威杂志 *Neuroimage*（SCI 影响因子 5.937）上。本项目将采用基于网络发现的 DCM 模型选择算法来寻找最优模型。

1.2.3 静息状态 BOLD-fMRI 数据动态因果建模与分析框架

本项目合作者结合 rDCM 方法与独立成分分析方法，建立了对静息态 BOLD-fMRI 数据进行动态因果建模与分析的框架。使用动态因果建模框架研究了静息态脑默认网络的有效连接，并对比了该网络的有效连接在静息态与任务状态下的差异。发现虽然任务状态下默认网络的活动降低，该网络的有效连接却显著增强了（图 6-11），该发现对于揭示脑默认网络的功能有重要的意义。相关的前期结果已发表在国际杂志 *Frontiers in Psychology* 上。本项目将使用该框架来分析静息态 BOLD-fMRI 数据。

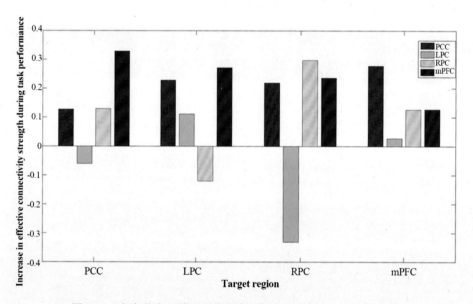

图 6-11　任务状态下默认网络各脑区间有效连接显著高于静息态

2. 工作条件（包括已具备的实验条件，尚缺少的实验条件和拟解决的途径，包括利用国家实验室、国家重点实验室和部门开放实验室等研究基地的计划与落实情况）

2.1 仪器设备

西京医院放射科是全军重点学科、全军放射医学影像中心，具有先进的 Siemens 3.0T Trio 磁共振扫描仪，可以进行高分辨 MRI、DTI、fMRI 检查。西京医院心身科拥有多导睡眠检查室、MECT 治疗室、生物反馈治疗室及心理治疗室等 4 个诊断、治疗室，配备有世界先进的 SOMATIC 醒脉通 ECT 治疗仪、多导睡眠仪、24 小时脑电 HOTTER、视频脑电地形图等多项治疗和检查设备。这些先进的仪器设备为本项目中影像数据的采集和临床数据的获取提供了有力的支撑和保证。

2.2 实验条件

实验室所在单位西京医院放射科。目前由印弘主任牵头建设的实验室具有多台高性能图像工作站及脑功能分析软件。中心与美国加州大学旧金山分校，新加坡国立神经研究所等多所大学及相关实验室有固定的长期实质性的研究协作，并与第四军医大学生物医学工程学院生物医学图像处理实验室及第四军医大学卫生统计教研室紧密合作，为本课题的顺利开展提供了良好的实验条件。

2.3 人力支持

课题申请人多年来一直从事磁共振数据的建模与分析工作，在精神类疾病相关的脑结构和功能异常研究方面积累了一些经验。课题主要参与者李宝娟讲师是统计参数映射、体素形态学、DCM 等脑影像数据分析标准方法的发明者 Karl John Friston 教授的博士研究生，为课题的数据处理提供技术支持。课题组席敏医师为西京医院心身科医师，具有丰富的木僵患者诊断与治疗方面的经验。课题组田萍医师、李陈医师、穆允凤医师长期从事图像处理相关的研究工作，熟悉磁共振图像处理的各种方法。课题组张斌技师和崔龙彪医师为西京医院放射科磁共振室主管技师和医师，熟练掌握了磁共振图像采集的相关技术，并具有多年的临床实践经验。

3. 承担科研项目情况（申请人正在承担或参加科研项目的情况，包括自然科学基金的项目。要注明项目的名称和编号、经费来源、起止年月、与本项目的关系及负责的内容等）

无。

4. 完成自然科学基金项目情况〔对申请人负责的前一个已结题科学基金项目（项目名称及批准号）完成情况、后续研究进展及与本申请项目的关系加以详细说明。另附该已结题项目研究工作总结摘要（限 500 字）和相关成果的详细目录〕

无。

5. 经费申请说明（购置单项经费 5 万元以上固定资产及设备等，须逐项说明与项目研究的直接相关性及必要性。）

无。

6. 其他需要说明的问题

无。

齐顺简历

中国人民解放军第四军医大学，西京医院，讲师。

1. 教育经历（从大学本科开始，按时间倒序排序；请列出攻读研究生学位阶段导师姓名）

（1）2012-09 至今，博士研究生在读，导师：杨健。

（2）2009-09—2012-07，第四军医大学，医学影像与核医学，硕士研究生，导师：印弘。

（3）2003-09—2007-07，四川大学，医学影像学，学士。

2. 科研与学术工作经历（按时间倒序排序；如为在站博士后研究人员或曾有博士后研究经历，请列出合作导师姓名）

（1）2012-09 至今，第四军医大学，西京医院放射科，讲师。

（2）2007-09—2012-09，第四军医大学，西京医院放射科，助教。

3. 曾使用其他证件信息（应使用唯一身份证件申请项目，曾经使用其他身份证件作为申请人或主要参与者获得过项目资助的，应当在此列明）

无。

4. 主持或参加科研项目（课题）情况（按时间倒序排序）

（1）军队青年助推项目，XJZT14M06，基于层间编码校正算法的术后金属植入物磁共振成像基础研究，2015-01—2017-12，8 万元，主持。

（2）陕西省自然科学基金面上项目，2014JM2-8159，木僵患者多模态脑网络磁共振研究，2015-01—2016-12，2 万元，主持。

（3）国家自然科学基金重点项目，81330045，低温低氧应激相关分子在大脑学习记忆功能损伤中的作用及其机制研究，2014-01—2018-12，参与。

（4）国家自然科学基金重大国际（地区）合作研究项目（非组织间协议项目），81220108011，胰腺导管癌相关基因及膜蛋白的双功能、多模态分子探针的构建及其超早期诊治效果的研究，2013-01—2017-12，参与。

（5）国家自然科学基金面上项目，81171278，单次长时间创伤暴露所致创伤应激障碍早期脑结构及功能改变的研究，2012-01—2015-12，参与。

（6）国家自然科学基金青年项目，81301199，基于磁共振成像的重性抑郁症复发相关脑网络异常探测，2014-01—2016-12，参与。

5. 代表性研究成果和学术奖励情况（每项均按时间倒序排序）

请注意：①投稿阶段的论文不要列出；②对期刊论文，应按照论文发表时作者顺序列出全部作者姓名、论文题目、期刊名称、发表年代、卷（期）及起止页码（摘要论文请加以说明）；③对会议论文，应按照论文发表时作者顺序列出全部作者姓名、论文题目、会议名称（或会议论文集名称及起止页码）、会议地址、会议时间；④应在论文作者姓名后注明第一/通讯作者情况，所有共同第一作者均加注上标"#"字样，通讯作者及共同通讯作者均加注上标"*"字样，唯一第一作者且非通讯作者无须加注；⑤所有代表性研究成果和学术奖励中本人姓名加粗显示。

（1）期刊论文

第一作者论文：

[1] **QI SHUN**[#], MU YUNFENG, LIU KANG, ZHANG JIAN, HUAN YI, TAN QINGRONG, SHI MEI, WANG QIANG, CHEN YUNCHUN, WANG HUAIHAI, WANG HUANING, ZHANG NANYIN, ZHANG XIAOLIANG, XIONG LIZE, YIN HONG. Cortical inhibition deficits in recent onset PTSD after a single prolonged trauma exposure[J]. Neuroimage Clin, 2013, 3: 226-233.

[2] **QI SHUN**[#], MU YUN-FENG, CUI LONG-BIAO, LI RONG, SHI MEI, LIU YING, XU JUN-QING, ZHANG JIAN, YANG JIAN[*], YIN HONG[*]. Association of Optic Radiation Integrity with Cortical Thickness in Children with Anisometropic Amblyopia[J]. Neurosci Bull, 2016, 32(1): 51-60.

[3] **QI SHUN**[#], MU YUNFENG[#], CUI LONGBIAO[#], ZHANG JIAN, GUO FAN, TAN QINGRONG, SHI MEI, LIU KANG, XI YIBIN, ZHANG NANNING, ZHANG XIAOLIANG, YANG JIAN[*], YIN HONG[*]. Anomalous gray matter structural networks in recent onset post-traumatic stress disorder[J]. Brain Imaging Behav, 2018, 12(2): 390-401.

[4] **QI SHUN**[#], WU ZHI-GANG[#], MU YUN-FENG[#], GAO LANG-LANG, YANG JIAN, ZUO PAN-LI, NITTKA M, LIU YING[*], WANG HAI-QIANG[*], YIN HONG[*]. SEMAC-VAT MR Imaging Unravels Peri-instrumentation Lesions in Patients with Attendant Symptoms after Spinal Surgery[J]. Medicine (Baltimore), 2016, 95(14): e3184.

[5] LI LI[#], KANG XIAO-GANG[#], **QI SHUN**[#], XU XIAO-XIA, XIONG LI-ZE, ZHAO GANG, YIN HONG[*], JIANG WEN[*]. Brain response to thermal stimulation predicts outcome of patients with chronic disorders of consciousness[J]. Clin Neurophysiol, 2015, 126(8): 1539-1547.

[6] **齐顺**, 印弘, 穆允凤, 宦怡, 赵海涛, 葛雅丽, 常英娟, 闫龙. 轻度认知障碍和阿尔

茨海默病患者海马及海马旁回厚度变化研究 [J]. 实用放射学杂志 , 2011, 27(12): 55-58.

[7] 齐顺 , 印弘 , 赵海涛 , 郝跃文 , 葛亚丽 , 石明国 , 宦怡 . Freesurfer 在弱视患者视区脑皮质厚度的技术应用 [J]. 医疗卫生装备 , 2010(04): 294-295.

既非第一作者又非通讯作者论文：

略。

（2）会议论文

略。

（3）授权发明专利

略。

参与者简历

略。

附件信息

编 号	附件名称	备注	附件类型
1	Cortical inhibition deficits in recent onset PTSD after a single prolonged trauma exposure		代表性论著
2	Association of Optic Radiation Integrity with Cortical Thickness in Children with Anisometropic Amblyopia		代表性论著
3	SEMAC-VAT MR Imaging Unravels Peri-instrumentation Lesions in Patients with Attendant Symptoms after Spinal Surgery		代表性论著
4	轻度认知障碍和阿尔茨海默病患者海马及海马旁回厚度变化研究		代表性论著
5	Anomalous gray matter structural networks in recent onset post-traumatic stress disorder		代表性论著
6	软件著作权授权书		专利
7	专利1授权书		专利
8	专利2授权书		专利
9	专利3授权书		专利
10	青年副主委聘书		其他
11	全国优秀论文二等奖获证书		科技奖励
12	ISMRM 接收函		学术会议大会报告或特邀报告邀请信
13	伦理审批件		其他
14	导师推荐信		其他
15	专家推荐信1		其他
16	专家推荐信2		其他

签字和盖章页

申 请 人：齐顺　　　　　依托单位：******
项目名称：木僵患者"失连接假说"的多模态脑网络机制的磁共振研究
资助类别：青年科学基金项目　亚类说明：
附注说明：

申请人承诺：

　　我保证申请书内容的真实性。如果获得资助，我将履行项目负责人职责，严格遵守国家自然科学基金委员会的有关规定，切实保证研究工作时间，认真开展工作，按时报送有关材料。若填报失实和违反规定，本人将承担全部责任。

　　　　　　　　　　　　　　　　　　　　　　　　　　签字：

项目组主要成员承诺：

　　我保证有关申报内容的真实性。如果获得资助，我将严格遵守国家自然科学基金委员会的有关规定，切实保证研究工作时间，加强合作、信息资源共享，认真开展工作，及时向项目负责人报送有关材料。若个人信息失实、执行项目中违反规定，本人将承担相关责任。

编号	姓名	工作单位名称 （应与加盖公章一致）	证件号码	每年工作时间 / 月	签字
1	刘莹	******	******	6	
2	李宝娟	******	******	6	
3	刘洋	******	******	6	
4	崔龙彪	******	******	9	
5	席敏	******	******	8	
6	穆允凤	******	******	7	
7	王虹	******	******	8	
8	田萍	******	******	8	
9					

　　依托单位及合作研究单位承诺：

　　已按填报说明对申请人的资格和申请书内容进行了审核。申请项目如获资助，我单位保证对研究计划实施所需要的人力、物力和工作时间等条件给予保障，严格遵守国家自然科学基金委员会有关规定，督促项目负责人和项目组成员以及本单位项目管理部门按照国家自然科学基金委员会的规定及时报送有关材料。

　　依托单位公章　　　　　　合作研究单位公章 1　　　　　合作研究单位公章 2
　　　　日期：　　　　　　　　　　日期：　　　　　　　　　　　　日期：

第二节　审议意见

2016年8月19日04：01，题为"申请项目同行评议意见反馈信"的邮件由发件人：report<report@pro.nsfc.gov.cn> 发送至我的邮箱。内容如下：

齐顺女士 / 先生：

您好，您申请的自然科学基金项目，经科学部初审、同行专家评议、评审组评审等程序，现获得批准资助。为了使科学基金评审工作更加客观、公正、透明，加强同行之间的交流，我们把同行评议意见全文反馈给您，供您在项目执行时作为参考（请您注意，反馈意见中函评专家提出的修改意见，仅供参考，不要按此修改计划书；只有学科评审组意见中或《批准通知》"项目评审意见及修改意见表"中最后一栏"对研究方案的修改意见"中有修改意见者方可修改）。

为了使科学基金评审工作更加客观、公正、透明，加强同行之间的交流，我们把同行评议意见全文反馈，该意见仅供您参考。

关于你的项目的同行评议意见如下。

<1>

一、简述申请项目的主要研究内容和申请者提出的科学问题或假说

目前，对于木僵的神经机制还不够明确，影响了疾病的治疗。该项目拟采用随机动态因果模型，分析静息态有向脑网络的分布和信息流向；利用"小世界"模型分析灰质结构网络；利用 DTI 成像分析白质传到网络；从而寻找脑损害的网络机制。

二、具体意见

（一）申请项目的预期结果及其科学价值和意义

该项目预期建立基于 BOLD-fMRI 数据的动态因果建模分析框架，揭示木僵相关脑功能和结构异常，具有一定的可行性。

该项目成功实施将为木僵的发病机制提供重要的影响依据，也将为人脑复制认知的底层网络传导机制提供重要信息。

（二）科学问题或假说是否明确，是否具有创新性

该项目科学问题及假设明确，目前综合应用 BOLD-fMRI、DTI 及高分辨结构成像的脑网络分析在木僵疾病的研究不多，具有一定的创新性。

（三）研究内容、研究方案及所采用的技术路线

该项目的主要研究内容是应用 BOLD-fMRI、DTI 及高分辨结构成像对木僵患者的脑功能网络通路进行研究，解决静息态脑网络的动态因果建模分析并将脑功能网络和脑结构网络进行融合。研究方案能够很好地验证提出的科学假设，方法具有逻辑性可行性。

（四）申请人的研究能力和研究条件

该申请人目前承担相关课题 1 项，并有一定的前期工作；在此前主要进行 PTSD 研究并发表相关文章；说明该申请人具备一定的科研能力。该申请人所在实验室具备齐全的实验材料及设备，可以进行研究。

（五）其他意见或修改建议

（1）该申请书系统说明应用 BOLD-fMRI、DTI 及高分辨结构成像对木僵患者的脑功能网络通路进行研究，但是对于脑功能网络与脑结构网络的融合研究阐述不够。

（2）该申请书提到前期的抑郁患者研究发表到 *Neuroimage* 杂志，但全文没找到该文献。

<2>

一、简述申请项目的主要研究内容和申请者提出的科学问题或假说

木僵患者"失连接假说"的多模态脑网络机制的磁共振研究。

二、具体意见

（一）申请项目的预期结果及其科学价值和意义

木僵患者"失连接假说"的多模态脑网络机制的磁共振研究，指导临床。

（二）科学问题或假说是否明确，是否具有创新性

具有一定的创新性，有科学假说。

（三）研究内容、研究方案及所采用的技术路线

内容清晰，方案合理，具有一定逻辑性。

（四）申请人的研究能力和研究条件

研究者具有一定研究基础和科学素质，团队前期工作可行。

（五）其他意见或修改建议

无。

<3>

一、简述申请项目的主要研究内容和申请者提出的科学问题或假说

科学假说：木僵状态存在网络激活系统为核心的"开关系统"的广泛脑网络失连接。

主要研究内容：利用 BOLD-fMRI 探讨木僵患者与正常被试全脑功能连接、静息态脑网络间有效连接以及默认网络有效连接的差异。

采用 SBM 法，构建木僵患者脑结构网络，分析其"小世界"特性。

利用 DTI 线为追踪技术，探讨木僵患者脑白质结构连接网络的异常。

探讨木僵患者脑功能有向性与结构解剖基础网络一致性。

二、具体意见

（一）申请项目的预期结果及其科学价值和意义

该研究选取木僵这一极端的精神障碍疾病患者作为研究对象，不但可以为木僵的发病机制提供重要的影像学依据，更因为该疾病本身排除了高级中枢在研究中的干扰，将为人脑复杂认知的底层脑网络传导机制提供重要信息。

（二）科学问题或假说是否明确，是否具有创新性

项目申请人在坚实的前期工作基础上，提出了具体而明确的科学假说。为验证这一假说，在目前常用的 MRI 结构及功能成像技术的基础上，提出了对脑网络中信息流向的关注，并建立了基于 BOLD-fMRI 的动态因果模型，具有一定的创新性。

（三）研究内容、研究方案及所采用的技术路线

围绕科学假说及科学问题，该项目分别从脑网络的分布及信息流向、脑灰质结构网络、白质传导网络等 3 个方面全面、系统地进行分析与验证，研究方案合理、可行。

（四）申请人的研究能力和研究条件

项目申请人长期从事磁共振数据的建模与分析工作，在精神类疾病的相关脑结构和功能异常研究方面积累了一定经验。

项目依托单位具有良好的科研工作条件。

（五）其他意见或修改建议

无。

<4>

一、简述申请项目的主要研究内容和申请者提出的科学问题或假说

本申请项目的主要研究内容为：利用随机动态因果模型，分析木僵者静息态 fMRI 脑网络拓扑差异，探讨其脑损害的网络机制。申请人提出的科学问题或假说为：木僵状态存在网状激活系统为核心的开关系统的广泛脑网络失连接。

二、具体意见

（一）申请项目的预期结果及其科学价值和意义

预期结果为：探讨木僵患者的脑损伤网络机制。本研究科学价值和意义：为木僵患者的发病机制提供重要的影像学依据，为人脑复杂认知的底层脑网络传导机制提供重要信息。

（二）科学问题或假说是否明确，是否具有创新性

申请人提出的科学问题较为明确，提出的假说为木僵状态存在网状激活系统为核心的开关系统的广泛脑网络失连接。

本课题设计有一定的创新性，通过思路创新和技术创新采用静息态 fMRI 联合 DTI 为木僵患者发病机制和脑损害的网络机制进行了分析。

（三）研究内容、研究方案及所采用的技术路线

研究内容、研究方案及所采用的技术路线能验证所提出的科学问题或假说，方法的逻辑性较好、可行性较强。

（四）申请人的研究能力和研究条件

申请人的研究能力较强，发表多篇与本研究相关的论文。完成本研究的序列和设备齐全。

（五）其他意见或修改建议

无。

<5>

一、简述申请项目的主要研究内容和申请者提出的科学问题或假说

本课题使用磁共振影像手段，联合利用 BOLD-fMRI 及 DTI，通过脑功能网络和脑结构网络分析来研究木僵患者的脑功能和结构网络异常，揭示引起木僵状态的神经机制。本课题经过文献回顾以及预实验结果，提出：以网络激活系统为核心的"开关系统"存在广泛脑网络失连接效应的假说。

二、具体意见

（一）申请项目的预期结果及其科学价值和意义

本研究利用 BOLD-fMRI 有效网络连接变化阐明木僵患者的脑血氧浓度异常及信息流向的异常，通过脑结构及 DTI 明确脑功能异常的灰质结构基础及白质通路基础，深入揭示了引起木僵的神经机制，有望木僵患者的治疗及防复发提供重要依据。

（二）科学问题或假说是否明确，是否具有创新性

本研究对拟解决的科学问题的评述明确，采用 BOLD-fMRI、DTI 以及高分辨结构像成像数据从血氧浓度、脑白质纤维连接及脑灰质结构基础等 3 个方面全面探索木僵的神经机制，具较好的创新性。

（三）研究内容、研究方案及所采用的技术路线

本研究利用 BOLD-fMRI、DTI 以及高分辨结构像成像将脑功能网络和结构网络结合全面探索木僵的神经机制，研究方案及所采用的技术路线明确、操作性强，并自行建立随机生理噪声模型。

（四）申请人的研究能力和研究条件

申请参与过 6 项国家自然科学基金、1 项重大国际合作项目、1 项重点项目，主持省级自然科学基金 1 项、军队助推计划 1 项，申请磁共振相关专利 3 项、图像后处理软件专利 1 项，有国外访问学者的经历。申请人单位具备完成该项科研项目的条件。

（五）其他意见或修改建议

该课题可增加更多相关的评分量表，加入动物实验或基因组学分析，使研究价值提升。

专家评审组意见：该项目经学科评审组专家讨论、投票，获赞成票超过半数，建议资助。

国家自然科学基金委员会
医学科学部医学科学五处
联系电子邮件地址：liez@mail.nsfc.gov.cn

受国家自然科学基金委员会的委托，科技部科技评估中心（国家科技评估中心）作为第三方机构，开展 2016 年度科学基金绩效评价工作。对项目申请人进行问卷调查，是科学基金绩效评价工作中的一项重要内容。您的意见和观点对于客观反映科学基金绩效具有重要价值。填写问卷将占用您 10—20 分钟时间，请您登录问卷网址（http://www.cm1911.com:8082/Search/nsfc/71475C60-BE1F-4B1B-B662-22D5C7FA5FF4）在线填写问卷。感谢您对本次调查工作的支持！问卷咨询电话：010-62169519，010-88232459

（ISIS584763SN:8794629）

第三节　反　思

正如评议专家所指出的，本项目固然还有很多不足之处，例如，脑结构与功能网络的融合研究阐述不足、信息提供不够全面、神经心理学评估和基础研究不深等，并且随着相关研究不断深入，如今看来难免会有欠妥之处。不过，专家评审组意见显示："该项目经学科评审组专家讨论、投票，获赞成票超过半数，建议资助"，对于申报获批，无疑仍是幸运的结果。那么，一个主要的亮点当属研究内容"小众"，而科学问题具有一定的临床意义。

木僵这类相对极端的临床表现，在临床处理上也的确是令医生比较为难的症状。课题组在临床上见到的木僵或亚木僵状态多为精神分裂症患者，由于现象特殊，临床意义明确，更加激发了开展探索神经机制研究的热情。不过，在功能神经成像研究中，木僵的 MRI 研究相比于精神分裂症、抑郁症而言，实属小众范畴。而脑网络分析恰好是深入挖掘神经机制的有力工具，特别是结合"失连接假说"，使得项目特色更为突出。

具有临床价值的小众化课题也是独辟蹊径的模式，不失为一种值得申请的项目。虽然项目已经结题，当前的研究对于精神疾病的神经机制的理解依然如同冰山一角，大脑在特殊的临床表现背后到底发挥了怎样的作用值得继续深入研究。

（齐顺，崔龙彪）

后 记

作为医学及与医学相关的科技工作者，国家自然科学基金已经成为无法避开的重要话题。国家自然科学基金作为国家级科研项目，具有公平性、公正性、典范性，所通过的基金多非常优秀、严谨；另外，国家自然科学基金也是我们重要的经费来源，只有在基金的支持之下，我们的科研工作方可进一步开展；国家自然科学基金更是衡量一个医生或医学相关科技工作者学术水平的"标配"。相信有很多读者都有国家自然科学基金的申请经验，其资助几乎侧重于基础课题，对"纯"临床课题少有资助或者资助的多是基础结合临床的课题，那么对于影像科或者影像相关的科技人员而言，关键问题就是，针对患者影像相关的基金申请书应该如何撰写。

影像医学的科学研究与其他基础医学研究具有一定差异性。本书从与精神障碍相关的科学研究及国家自然科学基金出发，提供了多份优秀的国家自然科学基金青年项目申请书及相关撰写人的感悟。本书编者包括了优秀的精神科临床医师、放射科临床医师与技师等，他们均凭借精神障碍神经影像相关的内容受到了国家自然科学基金的资助，以他们的实际例子，从不同角度对理论和技巧进行分享，将申报前期、申报中期以及后续的感悟一一呈现，让初学者按图索骥，有经验者进一步融会贯通，帮助读者更好地把握精神影像相关的国家自然科学基金撰写技巧，解决撰写过程中的困难和需求，提高撰写效率。

国家自然科学基金委员会官方发布的 2021 年国家自然科学基金项目指南中，医学科学部的科学部资助领域和注意事项中首次出现"面上项目专项"，打破既往国家自然科学基金仅支持基础研究的单一资助格局，对临床研究资助格局更加友好。也希望本书能对从事临床影像相关研究的业界朋友有所帮助，使其从中获得启发，得到更多支持。

浙江大学附属精神卫生中心院长，教授，主任医师，博士研究生导师
中华医学会精神医学分会副主任委员

2022 年 9 月

作者简介

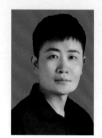

崔龙彪，医学博士。解放军总医院博士后，空军军医大学（第四军医大学）讲师，医师，硕士研究生导师。荷兰乌特列支大学联合培养博士，陕西省优秀博士学位论文获得者。主要从事精神分裂症磁共振成像基础与临床研究。现已主持国家自然科学基金面上项目与青年项目、中国博士后科学基金特别资助项目等9项，获国家留学基金资助1项；发表学术论文102篇，作为第一作者或通讯作者在 *Schizophrenia Bulletin*（1区，2篇）、*British Journal of Psychiatry*（1区）、*Radiology*（1区）等发表SCI论文39篇，被引1100余次，H指数为20；参编中英文专著、教材3部；发明专利、登记软件著作权7项。在国际医学磁共振学会年会等进行学术交流30余次，受RSNA邀请撰写研究新闻报道，发表 *JAMA Psychiatry* 在线述评。担任中国药物滥用防治协会成瘾与脑科学分会委员，*Molecular Psychiatry*、*Schizophrenia Bulletin*、*Translational Psychiatry* 等30种期刊客座主编、编委、审稿人。获第21届WPA世界精神病学大会Fellowship、精神分裂症国际研究学会2021 Early Career Award 等15项奖励。

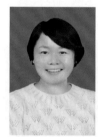

李宝娟，工学博士。空军军医大学（第四军医大学）研究员。英国伦敦大学学院联合培养博士，哈佛大学博士后。主要从事基于神经影像的脑连接分析相关工作。现已主持哈佛大学Martinos中心项目、国家自然科学基金项目等7项；发表论文60余篇，论文发表在 *Biological Psychiatry*、*Neuroimage* 等期刊，被 *Science*、*Nature Reviews Neuroscience*、*JAMA Psychiatry* 等杂志引用1000余次；主编及参编英文专著3部。

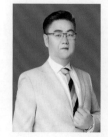

齐顺，医学博士。西安交通大学脑科学与仿人智能研究中心脑科学实验室主任，研究员，硕士研究生导师。曾在西京医院临床工作10余年，主要研究领域为个体化脑数据分析及无创调控，具有丰富的医理工跨学科合作经验，并于2020年自主产学研转化获批国内首款"个体靶向TMS导航机器人"，提高了对抑郁、疼痛、卒中康复等精神神经类疾病的治疗效率和效果，并得到哈佛大学、斯坦福大学、中国科学院、中南大学、空军军医大学等20余家国内外知名临床及研究机构的合作与认可。现已主持国家"脑科学与类脑研究"重大项目子课题、国家自然科学基金及省部基金项目5项；发表论文30余篇，其中作为第一作者SCI论文11篇；主编专著2部。荣获陕西省及苏州市双领军人才，西安市科技进步一等奖。

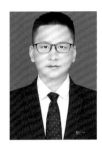

席一斌，医学博士。西安市人民医院（西安市第四医院）医学影像中心副主任，副主任医师。主要从事神经影像疑难病诊断及评估等方面研究。2019 年中华医学会放射科学分会 Future Star 项目德国交流团成员。现已参与国家自然科学基金项目 9 项，其中主持国家自然科学基金青年项目 1 项；发表专业论文 50 余篇，其中作为第一作者（含共一）或通讯作者（含共同）发表 SCI 论文 18 篇（ESI 高引 1 篇），作为第一作者及通讯作者发表中文核心期刊 8 篇。

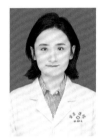

郭钒，医学博士。空军军医大学（第四军医大学）西京医院放射科副教授，副主任医师。中国科学院自动化研究所博士后。主要从事神经及精神疾病多模态影像学研究。现已主持及参与多项国家级、省部级课题，主持陕西省高校科协青年人才托举计划项目 1 项；作为第一作者或通讯作者（含共同）发表 SCI 论文 22 篇，最高影响因子 9.319 分；副主译专著《神经影像学》1 部；国家发明专利 2 项，实用新型专利 2 项。担任中华医学会放射学分会青年委员会委员、陕西省医师协会放射医师分会第二届常务委员等。2020 年获陕西省影像学教学基本功观摩赛一等奖，2021 年获陕西省放射医师首届教学微课大赛一等奖。

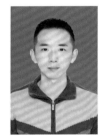

杨义帆，医学博士。空军军医大学（第四军医大学）科研学术处参谋。从事科研计划和成果管理相关工作，牵头完成全军首批 7 项科技成果转化，主笔起草空军军医大学《2020 年前科技发展规划》《"百年名校"建设目标科技创新"三步走"计划》《"十四五"科技发展计划》等纲要文件，论证修订科研经费管理、高等级成果培育等十余项科研管理制度。参与课题研究 3 项，发表论文 4 篇。